Ogaki

優れた診療実績で医療界を牽引！

大垣市民病院

強さの秘訣

Municipal

Hospital

バリューメディカル

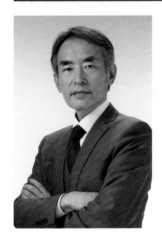

自治体病院の
トップランナーとして、
地域に最新の医療を

大垣市民病院　病院長　金岡 祐次（かねおか ゆうじ）

　名古屋大学医学部の関連病院として誕生して以来、60年の歳月が流れました。当院を象徴する文言はいくつも存在しますが、外科が強い病院としては名大系列の"横綱"であり、『西の大垣』、『東の豊橋』（豊橋市民病院を指します）といわれます。また、学術活動が盛んな市中病院であることを皮肉って、「大垣大学」と呼ばれることもあります。

　がん治療は当院の最も大きな柱で、岐阜県はもとより、全国でも有数の治療件数を誇っており、市販の"病院ランキング"では毎年常連となっています（外科・消化器外科の項、60ページを参照ください）。救急医療件数も多く、全国集計による救命センターの年間受入救急車搬送人員では、当院は 10,817 人で第 7 位です（第 1 位は都立広尾病院、第 10 位に神戸市立医療センター）。

　まさに、これからの急性期病院の柱をなす「がん治療」と「救急医療」において、当院は先頭集団にいることが分かります。

　もう 1 つ、当院には大きな特徴があります。それは自治体病院という政策医療を担う公立病院の多くが赤字経営に苦しむ中で、開設以来黒字経営を続けている点です。総務省ホームページ（公立病院事業決算状況）に基づく公立病院純医業収支（繰入金を除いた収益）で、2013 年以降、全国第 1 位を維持しています。

　健全経営の源は、1,700 名の職員の団結力と"質実剛健"の精神にあると考えています。チーム医療が叫ばれる今日、当院の気風を尊重する一方で、若い医師をはじめとする新しい風をどんどん取り込んで、「大垣市民病院の新たな顔」をつくり上げたいと願っています。

　『大垣市民病院　強さの秘訣』では、当院の各診療科スタッフ、Co-medical によって、当院の強みと主な診療内容、トピックス的な医療情報をお伝えしています。医学部学生や研修医諸君を筆頭に、当院に興味がある若い医療人あるいは一般の皆さまにも、自治体病院のトップランナーとしての一端を垣間見ていただければ幸いです。

2020 年 1 月

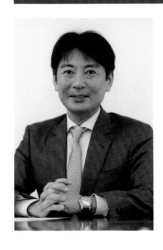

大垣市民病院は
なぜ強いのか？

千葉大学医学部附属病院
副病院長・病院経営管理学研究センター長・特任教授

大垣市民病院　アドバイザー　井上　貴裕

　岐阜県で一番多くの病床を有する大垣市民病院ですが、単にそれだけではありません。その診療実績は全国でも優れたものとして知られていることに加え、全国で約800ある自治体病院の中で最も高収益であることは、病院経営に携わるものであれば知らない人はいません。そもそも、自治体病院の9割以上は補助金なしでは成り立たない財務状況であるにもかかわらず、大垣市民病院は補助金なしでも多額の利益を出してきた、突出した存在として名をはせています。

　なぜそれが実現可能なのかは、病院関係者であれば誰もが知りたいことでしょう。

　急性期病院が地域に信頼され、愛されるためには、優れた診療実績が不可欠であり、それを支える人材が必要です。病院は人によって成り立っており、優秀な人材が集い、患者さんのために最善の医療提供を行うことが、何よりも重要です。ただ、それだけでは十分ではなく、病院組織を束ねる、病院長をはじめとするトップマネジメントのリーダーシップが、特に今日のような不確実な時代には求められています。

　成功の裏には何があるのか。大垣市民病院がなぜ強いのか。本書を読めば、その事実に迫ることができるでしょう。

　大垣市民病院は、日本を代表する高度急性期病院として、これからも医療界を牽引していくことが期待されています。優秀な医療職を輩出する拠点病院であり続けることはもちろん、誰もが憧れる病院でなければなりません。さらなる成長のために、なすべきことは尽きないのかもしれません。

2020年1月

地域の基幹病院として
患者中心の最良の医療を探求し
市民の生活向上を支え続ける

大垣市民病院　病院長　**金岡 祐次**

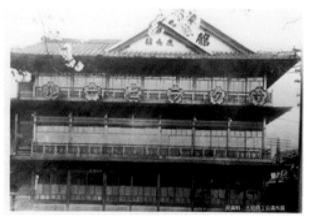

写真1　大垣市立診療所（1933年建設）

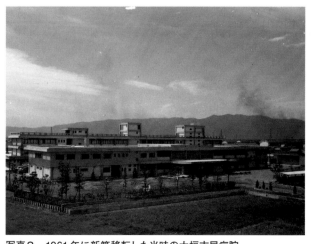

写真2　1961年に新築移転した当時の大垣市民病院

大垣市民病院
誕生から現在まで

　当院は1959年10月1日、前身の西濃病院（正式名称：岐阜県厚生農業協同利用組合連合会西濃病院）から大垣市に譲渡され、誕生しました。国民皆保険の改正の年ですが、もともとは1933年に鹿鳴館を改修して建てた、大垣市立診療所に端を発します（写真1）。

　当院の初代院長は、名古屋大学斎藤外科の門下だった森直之で、1961年に現在の場所に新築移転し（写真2、病床数283床）、1965年には救急病院として、現在の基礎となる1次から3次救急までを幅広くカバーする、急性期病院として拡大していきました（病床数408床）。このころ、国内で経験の少なかった膵頭十二指腸切除術を当院外科で行っていたことは、驚愕に値します。森院長は退官後、大垣市長としても活躍しました。

　1975年、第2代院長の松井永二は消化器内科医でICUを新設し、CTもこの時期に導入されました。また職場改善にも目を向け、医師のための住宅や研修医のための寮が新設されたのも、このころです（病床数672床）。

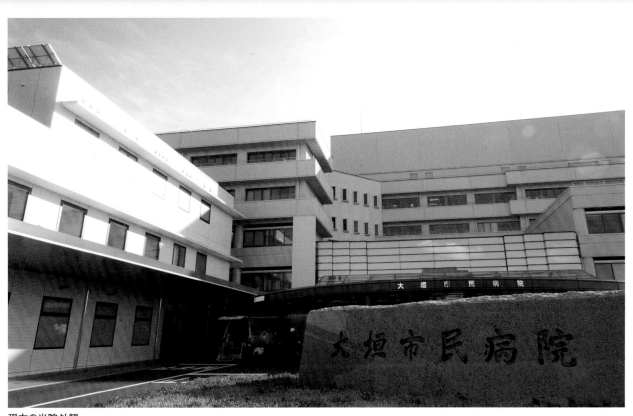

現在の当院外観

1984年、第3代院長の蜂須賀喜多男は、当院外科をさらに全国区へと押し上げました（病床数706床）。精力的に学会活動・執筆（『急性腹症の診断と治療』は有名）に尽力し、外科医としては肝門部胆管がんに対する手術など、長年にわたる功績が認められ、日本臨床外科学会から学会賞を授与されています。

1993年、第4代院長に就任した中野哲は消化器内科医で膵臓（すいぞう）が専門であり、膵炎治療の礎を築くとともに、自己免疫性膵炎とシェーグレン症候群の関連性を世界で最初に報告しました（病床数888床）。また消化器内科は、肝炎・肝がんの治療実績でも国内有数を誇ります。

2000年に第5代院長となった山口晃弘は外科医で、電子カルテシステムの導入、ヘリポート新設、後の救命救急センター新築（写真3、2012年開設）に尽力しました。

私が当院に赴任した1993年当時の外科は120床の病床をもち、朝から晩までオペに明け暮れていました。当院外科は以前から外科病理学が十八番で、後に北海道大学の第2外科教授となった近藤哲医師は、診療後の真夜中に全手術症例の標本を自ら顕微鏡で診断していたといいます。多くの逸話を残した伝説の外科医であり、大垣の誇りです。

2008年、循環器内科医である第6代院長の曽根孝仁は、PET-CTをはじめ、ダビンチ手術支援ロボット、ハイブリッ

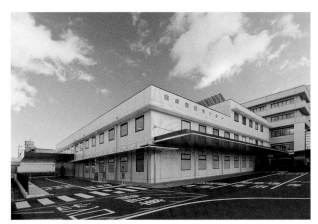

写真3　救命救急センター

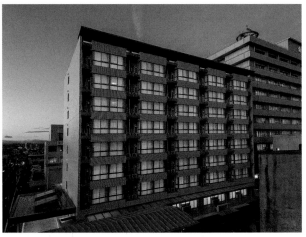

写真4　新研修医・看護師のための宿舎「ノイエ」

ド手術室など、最新の医療機器を次々と導入するとともに、新研修医・看護師のための8階建て宿舎「ノイエ」（新人を意味します）を新設しました（写真4）。ワンルームマンション型でバス、トイレ、ミニキッチンが付いており、短期滞在の医学部生も利用しています。

私が外科部長から院長に就任したのは、2015年です。病院経営の知識が全くない状態での院長就任は不安との戦いでしたが、老練な副院長が脇を支えてくれました。この4年間で大きな変革といえば、7対1看護体制の取得、病病連携の推進（転院数が倍増）が挙げられます。急性期病院としての覚悟を決め、「効率化」を合言葉に、日々健全な病院運営に取り組んでいます。

前述のように、当院は強力な院長のリーダーシップのもと、西濃地区37万人の命を守り、多くの市民、患者さんの信頼の上に成長を続けてきました。同時に、名古屋大学、岐阜大学を中心とした多くの優秀な医師が赴任し、「大垣大学」と呼ばれるほど、学会発表・論文作成に心血を注いできた歴史があります。歴代の院長は、病院のトップであるだけでなく一医師として、そして研究者、さらには各分野でトップクラスの臨床家として後輩を導き、かつ病院を高機能でありながら盤石な経営基盤を持つ、まさしく"強い病院"として育ててきたのです。

医師ばかりではありません。約60名在籍する薬剤師も大変優秀で、勤務のかたわら、英語論文の執筆や博士号取得に努力を惜しみません。また画像検査部門の職員は、特に歴代消化器内科医や外科医と協力しながら、学会発表、

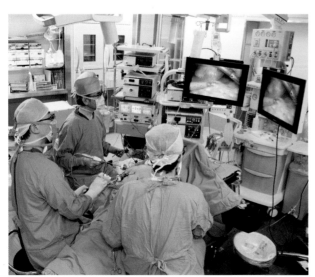
写真5　腹腔鏡下肝切除手術の様子

論文作成に意欲的に取り組んでいます。さらに、検査技師がCT、MRI、超音波などの画像所見を詳細にレポート報告する伝統は、当院特有のものといえるでしょう。こうしたCo-medicalの活躍も、当院をしっかりと支え、力強く後押ししてきました。チーム医療が叫ばれる今日、さらにお互いが切磋琢磨して、固定観念にとらわれない新時代の急性期病院を築いていく覚悟です。

大垣市民病院
強さの秘訣

当院の強みは、一言でいえば「探求心」です。現在、医療は標準化の名のもとに、各種ガイドラインが毎年のように書き換えられ、医師を筆頭に医療スタッフは日々研鑽の毎日を送っています。ただ、標準化された医療のみが患者さん一人ひとりに幸福をもたらすでしょうか。患者さんからみれば、最も一般的で、安全な治療法ではあるでしょう。しかし、100%が存在しないのが医療の世界です。

ときには標準的ではない医療を選択することで、患者さんに予想外の延命あるいは治癒をもたらすことがあります。その選択肢も重要な治療法であり、少なくとも当院外科ではあらゆる治療法を用意しています。"できない"手術はないのです。単にガイドラインに書かれたことを患者さんに説明するのではなく、加えて自らが経験したことをお伝えします。

5年生存率も、国立がんセンターや各種学会のデータだけではなく、当院外科の成績を説明するようにしています。自分たちが経験した真実を患者さんに伝えるためには、多くの経験はもちろん、常に最新の治療法を探求し、実際に経験しなければなりません。信頼は、その上に成り立つと考えています。こうした臨床経験も、学術活動が基礎になければできないことです。独りよがりではなく、自らの経験を論文あるいは学会発表の形で世に出し、評価されて、初めてワンステップ階段を上がることができるのです。ときには反省し、後戻りすることもあるかもしれません。しかし学術活動は、"健全で公正な医療"を行うために必須なタスクなのです。

当院の"年報"（当院ホームページ〈https://www.ogaki-mh.jp/〉「医療研究・学会活動」参照）で報告して

いますが、2019年までに当院職員により製本化された本は約400冊におよび、2017年度の論文数は89編（英語論文が42編）、学会発表数は国際学会が21題、国内が460題でした。

特に強調したい点は、ナンバーワンを求め続ける強い意思、目の前の患者さんのためのより良い医療を探求し続ける不屈の精神です。これが、強さの秘訣であるといえるでしょう。

病院事業においては、護送船団方式は終焉を迎え、変化に対応する柔軟性と個性が求められる時代となりました。私たちは、市民の命を守り、市民とともに生き、そして"地域を育てる基幹病院"として、これからも走り続けなければなりません。

大垣市民病院
健全経営を目指して

昨今の医療費削減の波は、特に公立病院には重くのしかかっています。2年に1度の診療報酬の改定は、連続でマイナス改定（前回より下回るため収益が落ち込む）であり、消費税アップの影響も病院には重荷です。なぜなら、病院では患者さんから消費税分は取りませんが、治療のために購入する医薬品・材料などには、すべて消費税がかかってくるからです。国は診療報酬本体部分で賄うと言っていますが、結果は違っていました。

そんな中で、当院は開設以来黒字経営を続けている優良自治体病院です（自治大臣賞を1度、総務大臣賞を2度受賞）。理由は簡単です。人件費率（委託を含む）が、全支出に対して45％以内に留まっているからです。給料が安いからではありません。職員一人ひとりが効率的に働き、最大限の生産性を捻出しているからです。

当院のもう1つの特徴は、高い材料比率（38％）にもあります。院内処方の影響もありますが、高額医薬品や機材に、常に最新の医療ソースを供給しています。

病院・病床の効率化については、2015年に厚生労働省主導で始まった"地域医療構想会議"がありますが、ただ病院統合を推進して全体の病床を減らしても、個々の病院経営が赤字のまま（税金に頼る）では意味がありません。真に効率的な医療を推進するためには、過不足のない職員

数と、それに見合った患者数のバランスが基本です。「公立病院だから非採算部門を請け負うべき」ではないのです。

需要と供給のバランスを最良化して、希少疾患あるいはがんなどの専門的治療（ゲノム医療を含め）を必要とする分野は、どんどんセンター化すべきだと考えます。医療者側からみると、日本は諸外国に比べて著しくセンター化が遅れているのです。

前置きが長くなりましたが、当院の最新の経営状況を表で示します（表1）。

2018年度は、大きな転換を経験した2016〜2017年の翌年にあたり、経営的には前年度を上回る純利益（8億6170万）を上げました。それまでは長く急性期と慢性期の2足のわらじで病院運営を行っていましたが、先述の地域医療構想会議や急性期病院の代名詞である7対1看護体制の確立も重なり、高度急性期病院に大きく舵を切ったことで、当院はもちろん、西濃地区全体に大きな変革の波が起こっています。

2018年度大垣市民病院事業損益計算書

1. 病院医業収益	33,255,716,024	経常利益	1,121,003,572
1. 入院収益	19,127,940,805		
2. 外来	13,531,222,434	1. 特別利益	
3. その他	596,552,785	1. 固定資産売却益	0
2. 病院医業費用	30,966,471,166	2. 過年度損益修正益	802,610
1. 給与費	13,020,629,138	2. 特別損失	
2. 材料費	12,520,308,438	1. 過年度損益修正損	144,343,277
3. 経費	3,792,242,254	2. その他	115,761,906
4. 減価償却費	1,424,714,148		
5. 資産減耗費	111,101,424		
6. 研究研修費	97,475,764		
3. 病院医業外収益	435,296,805	当年度純利益	861,700,999
4. 病院医業外費用	1,603,538,091		
雑損失	1,403,327,209		

表1　2018年度当院事業損益計算書

	総収益	他会計負担金	病床数
大垣市民病院	332億4503万8千	2億831万8千	903
豊橋市民病院	284億5850万2千	8億4401万3千	800
岡崎市民病院	206億3754万2千	9億9998万1千	715
公立陶生病院	224億4906万3千	4億1409万4千	701
岐阜市民病院	192億5879万4千	8億5866万3千	609
一宮市立市民病院	194億7062万	8億9028万4千	584
市立四日市病院	213億536万	5億5664万9千	568
小牧市民病院	200億3881万	4億9848万6千	558
春日井市民病院	165億8866万3千	4億5515万3千	558
豊川市民病院	145億7192万9千	5億6219万2千	527
名古屋市立西部医療センター	177億1488万9千	19億3033万2千	500

（総務省ホームページ「病院事業決算状況・病院経営分析比較表〈2017年度〉」をもとに作成）

表2　公立病院事業決算状況（2017年度、東海3県下）

総収益が332億円と多いのは、当院が院内処方を行っていることも関与していますが、先進的医療や、外科に代表されるような、症例数が非常に多い診療科が存在するからです。

総務省が毎年ホームページ上で公開している公立病院事業決算状況・病院経営比較表の最新版（2017年度）によれば、500床以上の東海3県下公立病院の年間総収益と他会計負担金（自治体からの繰入金）の関係は「表2」に示す通りで、当院は病院規模からすれば不釣り合いに少ない補助金で病院運営をしていることが分かります。つまり、税金に頼らず独立採算を目指し、健全経営を実行している、数少ない自治体病院といえるのです。

2003年以降、日本全国でDPCによる包括医療が開始となり、2018年度までに1,730の病院が参加しています（当院は2008年から参加）。DPCが目指すのは、適正な医療、無駄のない医療、そして医療水準の均てん化（日本全国どこにいても標準的な医療を受けられる）です。

DPC病院は機能上3群に分類されており、以前I群と呼ばれた大学病院が82施設、次にII群の特定病院群が155施設、そしてIII群の標準群が1,493施設です。当院はDPC特定病院群に認定されており、大学病院に次ぐ高機能病院として、急性期を中心に効率的な医療を実践しています。さらに特定病院群の中で、DPC機能評価係数II（効率性、救急医療の重症度、地域貢献度を示す係数）の値から、155施設中の上位19位にランクされています（東海地区では最高位）。

当院ではここ数年、この機能評価係数IIを改善することを目標に取り組み、「図」に示すようにレーダーチャートも年々バランスのとれた形へと推移しています。特に、在院日数の短縮はすべての急性期病院の目標となっていますが、短すぎても意味がありません。高度医療の提供と合併症のない安全な医療の実践、この2つが融合したところに、理想の在院日数はあるべきでしょう。

経営の安定は、病院という利潤追求を目的としない企業（施設）にとっては、2つの大きな副産物を生みます。1つには、最新医療機器の導入が容易となる点です。医師

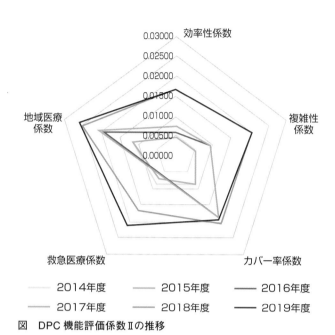

図　DPC機能評価係数IIの推移

（単位：円）

	医師	看護師	薬剤師	その他	合計
学会登録費（年会費等）	18,134,587	4,529,380	2,335,284	9,404,944	34,404,195
認定料等	851,220	3,434,760	140,800	160,450	4,587,230
出張費	24,658,613	3,941,870	4,694,810	7,984,960	41,280,253
定期雑誌購読費	2,604,969	459,865	79,299	558,577	3,702,710
書籍購入費	24,544,790	56,688	484,378	797,652	25,883,508
その他（PCなど）	3,292,340	216,540	2,127,086	1,945,944	7,581,910
合計	74,086,519	12,639,103	9,861,657	20,852,527	117,439,806

表3　当院の学術活動への援助（2017年度実績）

だけではなくCo-medicalも含めて、最新医療機器は最大の武器であり、それによって患者さんは最先端の医療を享受できるのです。もう1つは、職員の学術研究費への貢献です（表3）。職員全員の各種認定料の支払いから学会出張に際しての旅費・宿泊費を、病院がすべて負担しています。しかも、発表の有無にかかわらずです。

当院の病院運営の基本は、いかに研究などの付加価値を生む部分に投資できるかだと考えています。病院という命を預かる組織においては、自浄努力が最も大切なミッションであり、"質"を担保する土台になると信じています。今後も、健全経営を通じて職員はもちろん、市民の生活の向上を支えていきたい所存です。

大垣市民病院 強さの秘訣　もくじ

病院案内

＊本書に掲載の情報は、2020年1月31日現在のものです。

大垣市民病院の最先端の医療と技術

さらに安全で良質な腹腔鏡下手術を目指すシステム導入

外科・消化器外科　部長

前田 敦行
まえだ　あつゆき

■ 安全な内視鏡手術を可能にした 3D 内視鏡システム

　現在、内視鏡下腹部手術は、開腹手術と同等に、標準的なアプローチとして受け入れられるようになりました。当院で胆石・胆嚢摘出術が始まったのは、1991 年頃です。しかし日本で、胃がんや大腸がんなどの、より複雑な手術に導入されるようになったのは 2000 年頃でした。当時は、①直接手で臓器を触れることができない、②３次元の世界を２次元のモニターを見ながら行う、③鉗子というマジックハンドの動きに制限がある、などのハンデがあり、結果的に手術時間の延長、スタッフの肉体的・精神的負担の増大などが問題となり、従来の開腹手術に劣るというのが一般的な感覚でした。腹腔鏡手術は minimally invasive surgery（MIS、低侵襲手術）ともいわれますが、「創が小さいだけで手術時間が倍になり、本当に体に優しいの？」と疑問視される時代もありました。しかし、2005 年頃からはその有用性が認識されるようになり、爆発的に増えてきました。当院の本格導入は少し遅れましたが、安全性が一般的に受け入れられるようになった、2011 年 6 月からでした。

　「図 1」は、最近 6 年間の腹腔鏡手術件数の動向です。外科の全身麻酔の年間件数は 1,640 〜 1,700 件と変わりませんが、腹腔鏡手術の件数は少しずつ増加し、2018 年には 628 件実施し、38 ％に達しました。当院では 2019 年 7 月までに 737 件の胃の切除、1,008 件の大腸切除、242 件の肝臓切除、91 件の膵臓切除の腹腔鏡手術を行い、手術時間は胃切除約 2 時間半、大腸切除約 2 時間です。全国の平均的医療機関の場合 3.5 〜 4 時間かかるところをここまで短縮できるのは、開腹手術の手術件数の多さと工夫で、ハンデを克服しているからだといえます。

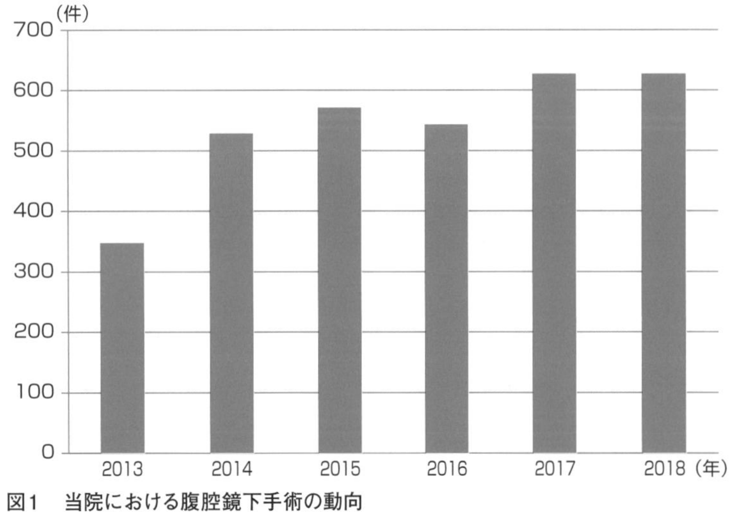

　2016 年 4 月には、オリンパスメディカルシステムズ社の外科手術用 3D 内視鏡システムを導入しました。このシステムによって立体視（3 次元視）が可能となり、先ほどのハンデが 1 つ減りました（写真 1）。縫合などの複雑な操作が、2 次元

図1　当院における腹腔鏡下手術の動向

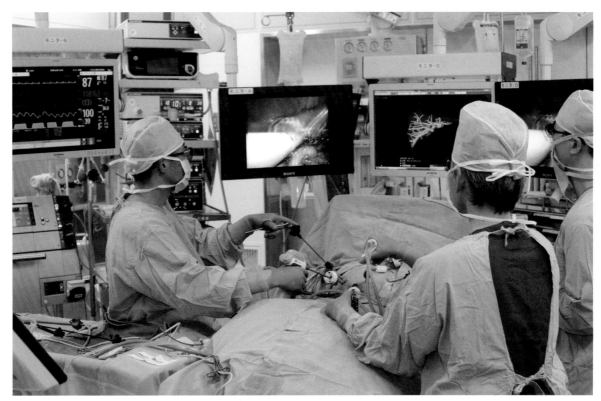

写真1　3D内視鏡手術の風景（内視鏡専用手術室）

視よりもはるかにスムーズになり、食道手術、肝臓・胆道・膵臓手術など、より高度な手術を安全確実に行うことが可能となったのです。

　食道がんの手術では、操作が首、胸部、腹部と広範囲におよび、細かな血管、神経に細心の注意を払いながら手術を進める必要があります。特に、食道と胃のつなぎ目を縫合する操作が必要となり複雑を極めますが、従来の開胸・開腹手術と比較して回復が早く、毎年80〜100％が鏡視下（胸腔鏡＋腹腔鏡で）に実施されています。

　肝臓・胆道・膵臓の手術は、胃・大腸と比べてさらに複雑であり、開腹手術でも高度な技術が必要とされます。膵臓切除、肝臓切除の手術総数は「図2」のとおり年間140〜150件で、その中で腹腔鏡手術の占める割合も少しずつ増加し、2018年には152件中55件（36％）でした。なかでも区域切除、亜区域切除、葉切除などの複雑な肝切除や膵頭十二指腸切除は、繊細な血管周囲の操作が必要とされ、安全性向上のため3次元視できる機器は不可欠といえます。

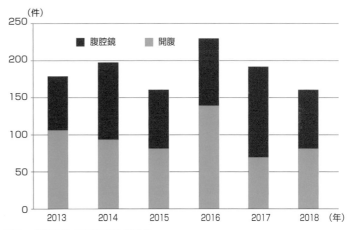

図2　当院における胃切除の動向

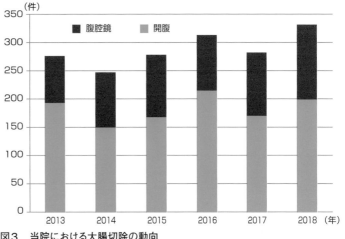

図3　当院における大腸切除の動向

■ 精緻な内視鏡手術を可能にした 4K ディスプレイシステム

　胃がんや大腸がんの手術に必要なことは、病変を切除するだけではなく、これらの転移しやすい組織やリンパ節をひとかたまりに取り除くことです。細胞レベルの小さながんをまき散らすことがないようにするため、解像度のより高い画像を見ながら、細かな組織、血管、リンパ管を操作して、精緻な手術を遂行しています。腹部外科手術は本来「層」の手術であり、これらを見極めることが安全な手術に不可欠であり、がん手術の成績（生存率など）の向上につながるとされています。

　当院では、2019 年 6 月にカールストルツ社製の 4 K ディスプレイシステム（写真 2）を導入し、本格稼働から 3 か月が経ちました。胃切除、大腸切除では、若手外科医育成に大変役立っています。「図 2、3」は、それぞれ当院の胃切除、大腸切除の動向を示したものです。胃切除は全国傾向と同様に、全体の患者さんはやや減少傾向にありますが、約 50 ％前後で腹腔鏡手術を行っています。大腸については増加傾向にあり、2018 年には 332 件の手術を実施し、腹腔鏡の占める割合が 40 ％になりました。

　近赤外線分光法（near infrared spectroscopy）は血流を解析する方法ですが、このシステムでは併用することができ、いままで視診や経験、「感」に頼っていた臓器血流、リンパ流、病変の局在を、より精密に確認することが可能となっています。全例に必要なわけではありませんが、安全な臓器温存、精緻なリンパ節郭清、病変切除ができるようになります。

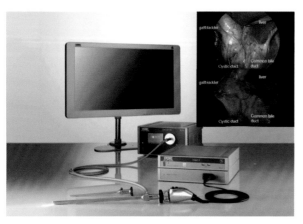

写真 2　4K ディスプレイシステム（カールストルツ社）

■ 県下唯一の腹腔鏡下肥満手術施設

　当院では、2017 年に岐阜県下で初めて、腹腔鏡下胃スリーブ状切除術を施行しました。病的肥満（Body Mass Index〈BMI〉35kg/m^2 以上）に対する手術治療（Bariatric and metabolic surgery〈減量・肥満・代謝手術〉）は、現在世界で年間約 60 万件と、海外では積極的に行われています。国内ではまだ新分野の治療で、2014 年に、厳しい条件を満たした施設でのみ、保険診療で腹腔鏡下胃スリーブ状切除術を施行できるようになりました。2018 年では、全国で 49 施設でのみ実施可能で、年間でも 671 例の手術件数であり、全国的にみても非常に専門性の高い手術です。岐阜県下では唯一、当院でのみ保険診療で施行可能です。

　当院では 2019 年 8 月までに、17 例の患者さんに腹腔鏡下胃スリーブ状切除術を行いました。術後の平均入院期間は 10 日間で、1 年後には平均で過剰体重の 66 ％の減量に成功しているとともに（図 4）、糖尿病を有する患者さん全員で、糖尿病の改善効果を認めています。

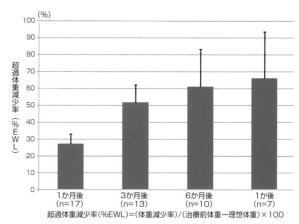

超過体重減少率(%EWL)=(体重減少率)/(治療前体重－理想体重)×100

図4　肥満手術後の超過体重減少率

【参考文献】
1）「内視鏡外科手術に関するアンケート調査　第 14 回集計結果報告」、『日本内視鏡外科学会雑誌』23（6）、728-802, 2018 年
2）週刊朝日 MOOK『手術数でわかるいい病院』、朝日新聞出版、2016 年版、2017 年版、2018 年版

手術に革新をもたらす、「ロボット支援手術」

泌尿器科　医長
加藤 成一
（かとう せいいち）

■ ロボット支援手術とは？

ロボット支援手術といっても、ロボットが自ら考え、自動的に手術を行うわけではなく、これまで人間が行っていた内視鏡下手術（腹腔鏡、胸腔鏡手術など）に、ロボットの優れた機能を組み合わせて発展させた術式です。医療用ロボットであるダビンチの内視鏡カメラと3本のアームを患者さんの体に挿入し、数メートル離れたコンソール（操作席）にいる術者が、3Dモニターを見ながら遠隔操作で装置を動かすと、その手の動きがコンピューターを通してロボットに忠実に伝わり、手術器具が連動して手術を行います（写真1）。

カメラとアームは1cm前後の小さい切開部分から体に挿入できるため、大きく体を切り開く必要がなく、出血など患者さんの体への負担が少ないことが特徴です。また、ロボットアームはコンピューター制御で非常に精度が高く、体の深いところや狭い空間でも細かい作業を正確に行うことができます。

ロボット支援手術は20年ほど前からアメリカで始まり、急速に世界へ広がりました。2019年現在、全世界で5,000台を超えるロボットが稼働しており、年間100万件の手術が行われています。国内では2012年、前立腺がんに対するロボット支援手術が保険適用となりました。2016年には腎がんに、さらに2018年には肺がん、食道がん、胃がん、直腸がん、子宮体がん、膀胱

がんに対するロボット支援手術が保険適用となり、ロボットの活躍する場が広がっています。

■ 当院におけるロボット支援手術

当院では、2014年5月から前立腺がんに対するロボット支援手術を開始し、さらに2018年5月から、腎がんに対するロボット支援手術を行っています。年々その手術件数は増加しており、2019年7月までに前立腺がんに274件、腎がんに33件、合計303件の手術を施行しました（図1）。手術を開始してからの5年間、幸い大きなトラブルを経験することなく継続できています（写真2）。2019年1月からは、第4世代の機種となる「ダビンチX」という最新機種へ更新しました（写真1）。

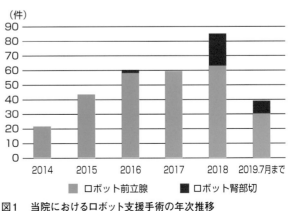

図1　当院におけるロボット支援手術の年次推移

（凡例）ロボット前立腺　ロボット腎部切

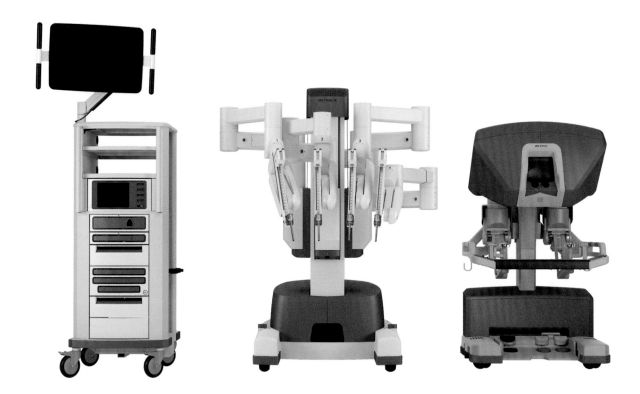

写真1　「ダビンチ X サージカルシステム」（©Intuitive Surgical, Inc.）

■ 前立腺がんに対するロボット支援手術

　前立腺がんに対し、前立腺を全摘出する手術で、へそ上を中心として、腹部に広く扇状に小さな穴を6か所開けて行います。前立腺を遊離し、骨盤内のリンパ節を摘出後、膀胱と尿道を吻合します。前立腺のように骨盤の深い位置にある臓器に対する手術で、かつ、膀胱尿道吻合のような細かい運針を行う手術において、ロボットはその特性を最大限に発揮します。

　当院で施行した前立腺がんのロボット支援手術260件の集計では、手術時間3時間半、輸血率1.2%、術後早期の重症合併症発生率が2.7%でした。また摘出臓器の詳細な検査では、切除断端陽性率が14.0%、リンパ節転移陽性率が1.6%でした。当院で施行した開腹手術と比較すると、手術時間は1時間ほど長くなりましたが、出血量は大幅に減少しています。開腹手術の輸血率は7.8%、術後早期の重症合併症発生率は12.9%であり、ロボット支援手術では輸血率、合併症発生率が低下していることが分かります。術後の再発率を比較すると、開腹手術と比べロボット支援手術では明らかに術後の再発が少なく、手術成績も向上しています（図2）。

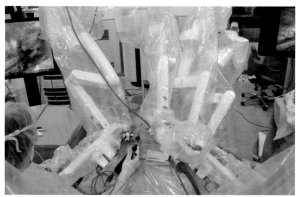

写真2　前立腺がんに対するロボット支援手術の術中風景

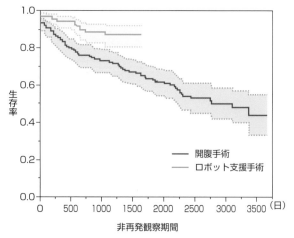

図2　前立腺がん手術の非再発生存曲線の比較－開腹手術 vs ロボット支援手術

一方、前立腺がんの手術において、術後の尿失禁は患者さんを悩ます合併症の１つですが、当院では適切な症例選択をした上で、陰茎海綿体神経（いんけいかいめんたいしんけい）の温存手術を積極的に行っています。神経温存の有無別で術後尿失禁の回復状況を比較すると、非温存に比べ片側温存、さらに両側温存手術において尿失禁の回復が早く、手術後１年経過時点では両側温存手術の回復率が９割を超えました（図３）。

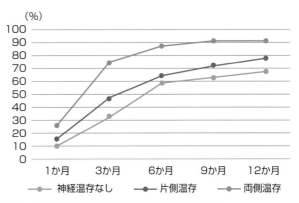

図３　神経温存の有無別、術後尿失禁回復の推移

■ 腎がんに対するロボット支援手術

比較的小さい腎がんに対し、腫瘍（しゅよう）のところだけを部分的に切除する手術です。腫瘍がある側の側腹部に４〜７か所の小さな穴を開けて行います。腎臓へ血液が流入する血管である腎動脈をクリップで挟んで腎臓への血流を遮断（しゃだん）した後、腫瘍のところを部分的に切除し、その後、欠損した切除面を糸で縫い合わせます。腎部分切除術は腫瘍の大きさや位置によって、切開や運針の方向が手術ごとに異なります。ロボットはお腹の中（なか）で自由自在に切開や運針が可能であり、腎部分切除においてはロボットの優れた点が遺憾なく発揮されます。

当院で施行したロボット腎部分切除術31例の集計では、手術時間３時間半、腎動脈の遮断時間18分、術後早期の重症合併症発生率は6.5％でした。切除断端陰性、血流遮断時間25分未満、合併症なしの３つすべてを満たすものを手術成功と定義した場合の成功率は79.3％であり、当院で施行した腹腔鏡下腎部分切除術の45.6％と比べ、手術成績が大きく向上しています（図４）。

■ ロボット支援手術の展望

当院のデータで示したように、ロボット支援手術の導入により、従来行っていた手術がより安全に、患者さんの体への負担がより軽く実施できるようになり、さらに手術成績が飛躍的に向上しました。今後はロボット導入後５年間で培ってきた知識や技術を土台とし、これまで手術の適応とされなかった（できなかった）進行がんや難易度の高い手術にも、ロボット支援手術の適応を広げていきます。

たとえば前立腺がんにおいては、前立腺の周囲にが

腎部分切除術ー腹腔鏡 vs ロボット 手術成功率

手術成功判定の3つの基準

・切除断端陰性
・温阻血時間＜25分
・合併症なし

	腹腔鏡	ロボット	p値（有意確率）
手術成功率	31/68（45.6％）	23/29（79.3％）	0.0016

図４　腎部分切除術の手術成功率の比較ー腹腔鏡手術 vs ロボット支援手術

んが浸潤（しんじゅん）しているような局所進行がんに対する手術や、リンパ節に転移があるような転移性がんに対する、薬物治療や放射線治療を組み合わせた手術、また腎がんについては、従来、片方の腎臓をすべて取る手術を行っていた大きな腫瘍や、太い腎臓の血管に近接する腫瘍に対する腎部分切除などです。

膀胱がんに対するロボット支援手術も、優れた手術成績が報告されており、手術の開始を検討しています。さらに、高いコストの問題が解消されれば、肺がんや胃がん、大腸がん、子宮がんに対する手術も順次開始されることが期待されます。

手術用ロボットの導入は、手術に革新をもたらしました。この最新の医療をこの地域の皆さまに安心、安全に提供し続けることができるよう、日々、研鑽を重ねてまいります。

【参考文献】
1）インテュイティブサージカル社ホームページ
　　https://www.intuitivesurgical.com/jp/
2）インテュイティブサージカル社資料

ハイブリッド手術室で複雑なカテーテル治療をより安全に

循環器内科　医長
たかぎ　けんすけ
高木 健督

■ 岐阜県初のハイブリッド手術室導入

　2014年7月17日、当院は岐阜県で初めて、手術室にハイブリッド手術室を導入しました。ハイブリッド手術室とは、手術台と心・脳血管X線撮影装置を組み合わせた治療室のことで、手術室同等の空気清浄度の環境下で、手術室と心臓カテーテル室、それぞれ別の場所に設置されていた機器を組み合わせることにより、高度な医療技術に対応します。当院のハイブリッド手術室の特徴は、十分な広さが確保されていることから、さまざまな医療支援機器の同時使用、さらに手術支援ロボットの導入も可能であることです。

　また、カテーテル検査室ではなく手術室へのハイブリッド手術室導入により、麻酔科、心臓血管外科、循環器内科医師、および医療スタッフとの迅速かつ緻密な連携が可能になり、最新の医療技術への対応ができるようになりました。豊富なマンパワー、知識、技術に裏付けられた、安全で、質の高い医療を提供しています。

　当院のハイブリッド手術室では、大動脈瘤に対しステントグラフト（胸部大動脈瘤に対しTEVAR、腹部動脈瘤に対しEVAR）、大動脈弁狭窄症に対し経カテーテル大動脈弁置換術（TAVI）などの先進的な手術を実施しています。最近は上記治療に加え、心臓血管外科と協力し、ペースメーカーリード抜去、皮下植込み型除細動器（S-ICD）、感染リスクの高い患者さんへのペースメーカー交換やペースメーカー植え込み、急性下肢動脈閉塞に対する外科治療およびカテーテル治療を実施し、また呼吸器内科と麻酔科と協力して、肺がんにおける気管支ステント治療も行っています。

（単位：件）

治療法	2014年	2015年	2016年	2017年	2018年
TEVAR/EVAR	49	25	44	67	52
TAVI	-	2	33	47	48
PM	91	88	96	109	126
CRT/CRTD	11	12	25	30	23
TV-ICD	26	17	18	16	18
SICD	-	-	2	6	5
リード抜去	-	-	0	2	4

表　当院のハイブリッド手術室で行う治療実績

■ ハイブリッドシステム

東芝メディカルシステムズ社（現 キヤノンメディカルシステムズ株式会社）製の最新鋭X線循環器診断システム「Infinix Celeve™-i INFX-8000H」および、ドイツのMAQUET社製専用手術台「MAGNUS手術台埋込型1180」を設置し、56インチ大型モニターを採用しています。手術中でも非常に高精細なX線画像をリアルタイムに表示し、従来よりも高精細な画像を利用でききます。

■ ハイブリッド手術室で行う治療と実績

当院では、腹部大動脈瘤に対するステントグラフト留置術（EVAR）および胸部大動脈瘤に対するステントグラフト留置術（TEVAR）、大動脈弁狭窄症に対する経カテーテル大動脈弁留置術（TAVI）、ペースメーカー植え込み（PM）、心臓再同期療法（CRT/CRTD）、経静脈植込み型除細動器（TV-ICD）、皮下植え込み型除細動器（S-ICD）、ペースメーカーリード抜去術、急性下肢動脈閉塞に対する外科治療およびカテーテル治療を行っています。治療実績を「表」にまとめました。

● TEVAR、EVAR

心臓血管外科と協力のもと、EVARおよびTEVARについても積極的に治療を行っています。症例数は東海3県において上位3施設に入り続けており、安定した治療成績を治めています。2018年からは、全国的にも数少ない施設でしか行われていない穿刺法のみでの治療を開始し、術後の早期離床が可能になりました。低侵襲化を行うことで、ハイリスクな高齢者であっても安全に治療を行うことができています。

● 急性下肢動脈閉塞に対する外科治療およびカテーテル治療

血栓による急性下肢動脈閉塞では、外科的に血管を露出し、特殊なカテーテルを用いて血栓を回収します。血栓回収のみでは対応できないときもあり、バルーン治療やステント留置が必要になることがあります。ハイブリッド手術室で治療を行うことにより、心臓血管外科および循環器内科による治療が可能になりました。急性下肢動脈閉塞に対応するためには、豊富なマンパワー、知識、技術が必要になります。当院では、複数名の医師が365日緊急対応できる体制をとっています。

● S-ICD

これまで広く使用されてきた経静脈植込み型除細動器（TV-ICD）は、経静脈的にリードが植込まれていたため、ICDリード挿入にともなう合併症、経年的に出現するリード損傷、デバイスに関与する菌血症など、さまざまな問題が提起されていました。それらを解決するべく開発されたのがS-ICDであり、当院においてもガイドラインに従い、感染リスクが高い患者さん、長期間使用が予想される若年の患者さんに対して、植え込みを行っています。

感染リスクを減らし、患者さんの苦痛を減らすため全身麻酔下で、形成外科、心臓血管外科、麻酔科と共同で治療を実施しています。

● ペースメーカー、ICD植え込みおよび交換

感染リスクが高い患者さんに対するペースメーカー植え込み術およびペースメーカー交換を、手術室同等の空気清浄度の環境下で行っています。

● ペースメーカーリード抜去

リード抜去術は、植込み型心臓電気ペースメーカー術後の感染に対する重要な治療法として位置付けられています。スネア、シース、レーザーなどの機器を使用して抜去する経皮的リード抜去術、開胸術や開心術による外科的リード抜去術があります。

しかし、外科的リード抜去術は周術期リスクが高く、経皮的リード抜去術が一般的になりつつあります。欧米では1990年代から、エキシマレーザーを用いた経皮的リード抜去術用機器が使用されていましたが、日本でも2010年以降保険適用され、エキシマレーザーを用いた治療が可能となりました。

2012年に経皮的リード抜去術手技料の診療報酬が新設され、当院においてもリード抜去術を2017年より開始し、岐阜県で唯一のリード抜去可能な施設として治療を行っています。

● TAVI

　TAVIは、大動脈弁狭窄症に対しSAPIEN 3、Evolut™ PROといった人工弁を用いて、カテーテルで治療を行う方法です（写真、図1）。アプローチ方法は鼠径、心尖部、上行大動脈、鎖骨下に分かれていますが、現在はほとんどの患者さんで鼠径アプローチを選択しています（図2）。

　当院では2015年12月より治療が始まり、2019年12月末までに177例の治療を行い、全例で成功して

いきます。治療開始から治療件数は順調に伸びており、2016年から2018年にかけて、東海3県においては毎年治療件数の多い上位3施設に含まれています。詳細は別項（「大動脈弁狭窄症」、52ページ）にまとめましたので、ご参照ください。

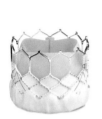 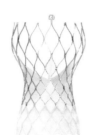

SAPIEN 3
（提供：エドワーズライフ
サイエンス株式会社）

Evolut™ PRO
（提供：日本メドトロニック
株式会社）

写真　SAPIEN 3とEvolut™ PRO

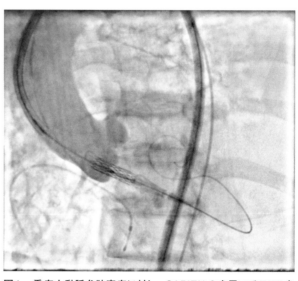

図1　重症大動脈弁狭窄症に対し、SAPIEN 3を用いてTAVIを行った症例（提供：エドワーズライフサイエンス株式会社）

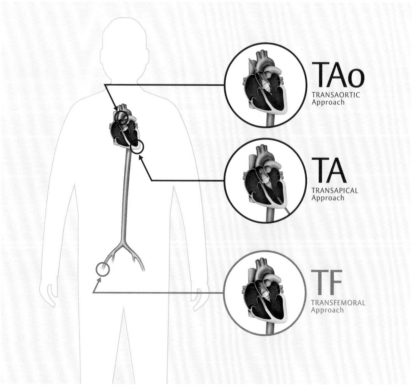

TAo
TRANSAORTIC
Approach

TA
TRANSAPICAL
Approach

TF
TRANSFEMORAL
Approach

図2　SAPIEN 3を用いた場合の、TAVI治療のアプローチ部位
（提供：エドワーズライフサイエンス株式会社）

医師と施設の充実で取り組む救命救急センター

救命救急センター　医長
つぼ　い　　しげ　き
坪井 重樹

大垣市民病院の救命救急センターは1994年に創設され、2012年に現施設の開設となりました。

当院の救急外来の年間送受診患者数は約40,000人で、そのうちの救急車受け入れ患者数は10,000人を超えます。これは全国に289施設ある救命救急センターの中でも受け入れ件数はトップクラスで、2017年、2018年の年間受け入れ救急車搬送人員数はともに全国で7番目となっています。もちろん岐阜県では長きにわたり、受け入れ救急車搬送人員数はトップを維持し続けています。

■ 救急外来で働く医師「救急医」とは?

救急医の役割は、病院ごとに異なります。

東京や大阪の救命センターの多くは「独立型」といって、入院から退院までのすべてを救急医が行うシステムです。ドクターヘリで患者を救う人気の救急医療ドラマも独立型救命救急センターが舞台です。また、集中治療型といって重症患者を中心に診察する救急医もいます。

私たちは「北米型／ER型」というスタイルで働いています。簡単にいうと救急外来のみを主戦場として働き、患者さんの診断および初期治療を行います。入院が必要な患者さんの治療は、それぞれの科の医師が行います。

当院のように救急受診患者数が非常に多い病院では、受診するすべての患者さんに専門医の診察が必要なわけではありません。例えば「腹痛」の患者さんの多くは消化器系の疾患かもしれませんが、心筋梗塞や腹部大動脈瘤といった緊急度の高い循環器疾患かもしれません。また、帯状疱疹のような皮膚科疾患や婦人科疾患、泌尿器科疾患かもしれません。

これらを速く適切に診断し、入院が必要かどうか、専門科での緊急治療が必要かどうかなどを判断するのが私たちER型救急医の役割です。専門科は自分の専門分野の患者さんの診療に集中でき、複数の臓器領域の患者さんを同時に診察することもできるので、当院のように患者数が多い病院では私たちER型救急医は非常に役に立ちます。

当院の救急医は2012年までは1人でしたが、現在は4人となりました。ほとんどは当院で初期臨床研修を行い、そのまま当院の救急医になった「生え抜き」の医師たちです。専門科に細分化されている当院の中で「総合医＝ジェネラリスト」が若い医師の注目を集めることは「革命」といってもよい出来事です。

さらに当院は全国トップクラスの件数を受け入れ、救急医療に必要なほぼすべての診療科の医師が在籍しています。地域で発生するほぼすべての症例を経験できることは、当院の臨床研修の大きな強みとなっています。

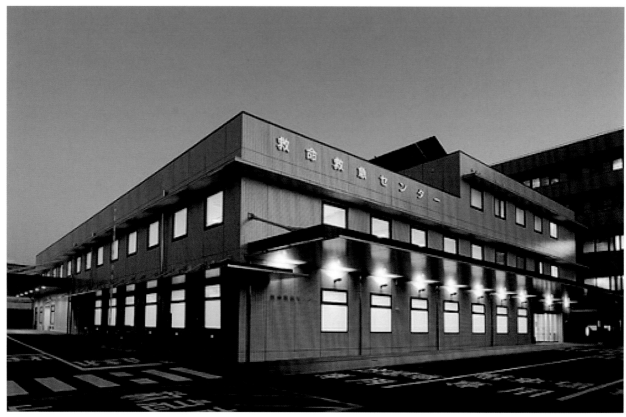

写真1　救命救急センター外観

■ 充実した専門科のバックアップ体制

　救急診療は時間との戦いです。特に緊急治療を必要とする虚血性心疾患（きょけつせいしんしっかん）、脳卒中、多発外傷については診療時間外であっても24時間体制で対応しています。

　当院が救急患者を断らずに受け入れられる一番の強みは、充実した専門科のバックアップ体制にあります。当院には25診療科、170人を超える専攻医、専門医が勤務しており、救急外来からの依頼に応じて専門的治療を受けることができます。

　なかでも緊急性の高い脳卒中については、脳卒中当直医を24時間体制で院内に待機させるようにしており、循環器科医もほとんどの時間帯を院内で待機しています。多発外傷については、夜間であっても消防からの重症患者受け入れ要請の連絡があった時点で、院外医師への応援要請を行うなど積極的に取り組んでいます。

　そのほかにも、重症熱傷や四肢（しし）の多発骨折、マムシ咬傷（こうしょう）、アナフィラキシー、敗血症性ショックなど専門科の知識と全身管理が必要な場合については、専門科と救急医、集中治療医が協力して、さまざまなチームと連携して患者さんの診療にあたっており、地域に発生するほとんどの救急疾患は、当院で診療の完結が可能となっています。

■ 医師だけじゃない！ ERを支えるスタッフ陣

　たくさんの患者さんを効率よく診察するために、多くの医療スタッフが協力しています。

　看護師は「トリアージ」といって、簡単な問診や診察から緊急性が高いと思われる患者さんをピックアップして、迅速な診察が受けられるようにしています。

　放射線技師はCT検査などで異常が見つかった場合に、速やかに医師に連絡する補助読影を行っています。高度な医療機器を必要とする場合には、医療工学士が院内に待機しており、常時必要な機械が使えるように準備しています。

　そのほか、薬剤師や検査技師も常時院内に待機しており、薬の処方や緊急検査が常に行えるように、万全の体制を整えています。

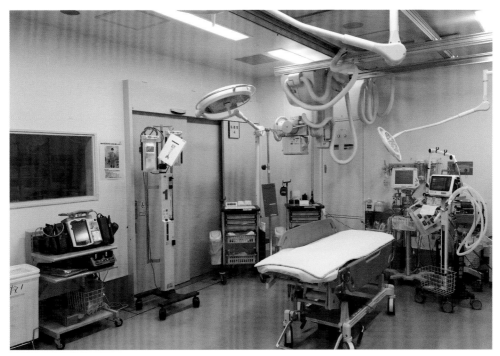

写真2　重症患者処置室

■ 設備の充実

医師の充実とともに施設の充実も大切な要素です。

特に近年は超音波機器の進歩も目覚ましく、超音波機器を聴診器のように使いこなせた方がよいといわれています。当院では救急外来専用の高性能の超音波機器を3台そろえており、いつどんなタイミングでも超音波検査が可能です。

また救命センター内のCT装置は320列で、緊急カテーテル検査を行わなくても冠動脈CTなどの比較的低侵襲（しんしゅう）な専門検査も可能となっています。もちろん緊急の上部内視鏡や、血管造影以外のX線透視も救急外来で施行可能です。

近年は、ポータブルX線カセットをフラットパネルディテクタにすることで、カセットを取り代えなくても連続撮影が可能となり、救急処置室内での心肺停止患者に対するPCPS（経皮的心肺補助法）や、重症出血患者へのREBOA（大動脈内バルーン遮断）を、速やかに行えるようになりました。

MRI検査も脳卒中や頚椎骨折などの緊急疾患に対しては、24時間体制での検査が可能です。

初期治療後も重点的なケアが必要な患者さんについては、救命救急センターの2階にある救急病棟（26床）で24時間体制で専門的なケアを行っています。

■ いつでも救急医療を安心して受けられるように

このように救急外来では、24時間365日いつでも安心して救急医療を受けられるように取り組んでいます。救急医療への需要が高まる中、限られた医療資源で期待に応えることは決して楽なことではありませんが、緊急治療が必要な患者さんに対して、必要な治療が速やかに提供できるよう病院全体でカバーしていきたいと考えています。

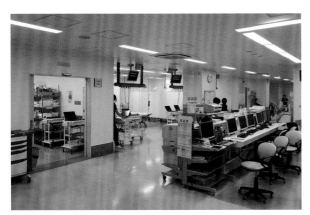

写真3　初療室

豊富な臨床経験に基づく、肝細胞がんの治療

消化器内科　部長
とよだ ひでのり
豊田 秀徳

■ 当院における肝細胞がん治療

肝細胞がんは今なお、わが国における主な悪性腫瘍の1つです。私たちは30年以上前からこの診療に取り組んでおり、常に最先端の治療を提供できるよう、日夜努力しています。当院での肝細胞がん治療の変遷と実際についてご紹介します。

■ 肝疾患全体を見渡す必要のある肝細胞がん診療

肝細胞がんは、ある意味特殊ながんです。肝細胞がんの患者さんのほとんどは、ウイルス性肝炎や脂肪肝・アルコール性肝障害など、慢性肝疾患を煩った長期経過の末に発生します。したがって、肝細胞がんが発生するリスクが高い患者さんの把握がある程度可能であり、それに基づいて、私たちは肝細胞がん早期発見・治療のための努力を続けています。

一方で、慢性肝疾患の治療は肝細胞がんの発生抑制・予防につながります。たとえば、ウイルス性肝炎においては、B型肝炎では核酸アナログの内服、C型肝炎では以前はインターフェロン、現在では経口抗ウイルス薬（DAA薬）によるウイルスのコントロールが、慢性肝疾患の進行を抑えます。また、脂肪肝では糖尿病の改善、過栄養状態の改善により肝疾患の進行が抑えられます。

これらはいずれも、肝細胞がんの発生抑制につながっているのです。つまり肝細胞がんの治療は、その発生・診断以前から始まっているといえます。これら慢性肝疾患の治療には、肝臓病学だけではなく、ウイルス性肝炎にはウイルス学、脂肪肝には栄養学など、さまざまな学問を動員して治療に当たることが必要となります。

■ 肝細胞がんの治療成績の変遷

「図1」は、私たちが主導して行った、2015年における肝細胞がんの国別の診断後生存率（a）（日本は当院）と、当院における年代別の患者さんの生存率（b）を示しています。当院においては、年代ごとに患者さんの生存率が改善していることが示されています。諸外国の生存率と比較すると、医療の先進国であるはずの欧米においても、肝細胞がん診療は日本より10年以上遅れていることが分かります。これは1つには、欧米ではサーベイランス、つまり肝細胞がんの早期発見のための検査体制が、日本ほど確立されていないことも理由としてあげられますが、その差の原因はそればかりではありません。

■ 多彩な肝細胞がんの治療選択 〜患者さんの予後延長・QOL向上のために

欧米では、肝細胞がんは今なお5年生存率が2割程度の「予後の悪いがん」です。一方、日本においては、

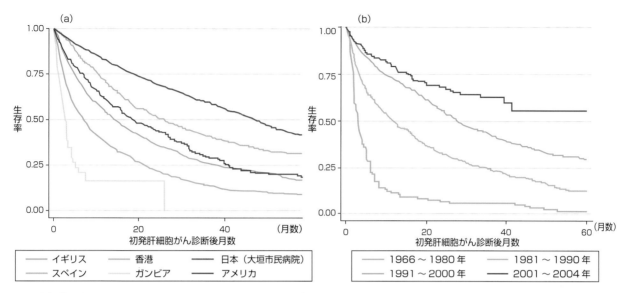

図1　(a) 世界各国における肝細胞がんの診断後生存率（2005年）と、(b) 当院における年代別の肝細胞がんの診断後生存率。
縦軸：生存率、横軸：初発肝細胞がん診断後月数
欧米においても、生存率からみると肝細胞がん診療は日本より10年以上遅れていることが分かります

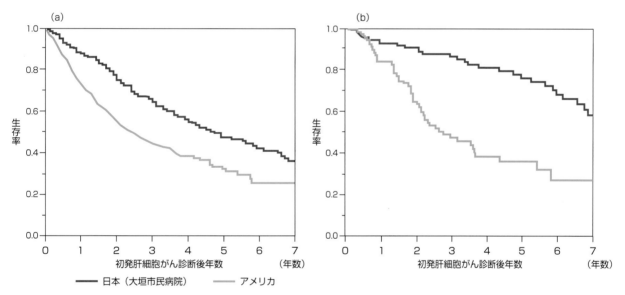

図2　当院と米国A大学におけるサーベイランス（早期発見のための定期検査）下で発見・診断された肝細胞がんの (a) 全症例における診断後生存率と、(b) 初回切除術施行例の診断後生存率。縦軸：生存率、横軸：初発肝細胞がん診断後年数
当院における生存率の高さは明白です

現在では肝細胞がんの初回診断後20年以上も元気に生存されている患者さんが多くいます。これは前述のように、わが国の肝細胞がんの早期発見への努力、より良い治療への努力を持続してきた賜物といえます。

「図2」は、当院と米国の有名なA大学病院で、早期発見のためのサーベイランスに定期通院していて発見・診断された肝細胞がん患者の、初回診断時からの生存率の比較です。全症例の生存率（a）においても、治療として肝切除を行った症例の生存率（b）においても、当院の症例の優位は圧倒的です。これは、早期発見・診断

能力の高さから始まり、初回治療の根治性の高さ、再発に対する診断・治療など、全体のレベルの高さを反映しています。

肝細胞がんの治療には、外科切除をはじめとして腹部エコーを用いたラジオ波焼灼療法、血管造影による肝動脈塞栓術、放射線照射、分子標的治療などさまざまなものがあり、病態に応じた適切な選択が重要です。また昨今では、腹腔鏡を用いた肝切除術や、橈骨動脈からアプローチする肝動脈塞栓術など、治療にともなう患者さんの負担軽減への努力もなされています。

このように肝細胞がんは、1つの科の医師だけで治療が完結したり、生命予後が改善したりするわけではありません。内科医・外科医・放射線科医が結集し、そこに患者さんの協力も加わることによって、はじめて予後の改善が達成されるのです。さらに、治療の向上に向けた日々の努力と丁寧なデータの解析、それを知見として発表する姿勢が結びついて、現在私たちが誇れるような、肝細胞がん症例の治療成績が達成されているといえるでしょう。

■ 当院の肝細胞がん診療と臨床研究

一般病院で、関連した大学との共同研究を行い、論文を発表することはよくあります。病院にいた医師が大学に帰って研究し、共同研究として発表するものです。これに対して当院の場合、当院のスタッフが当院でのデータのみを用いて、欧米の一流誌に多くの論文を掲載しています。

「表」は、2000年以降に掲載された、当院のスタッフが筆頭著者の英語論文です。肝臓病学や外科学のトップジャーナルをはじめとした一流ジャーナルに多くの論文が掲載されています。これらは、多くの大学病院の業績をはるかにしのぐものです。また米国スタンフォード大学やテキサス大学、英国リバプール大学などとの国際共同研究も継続し、グローバルな視点からの研究も行っています。

大学病院ではない一般の市中病院は、症例数が多く診療の経験を積んだりスキルを磨いたりすることでは優っているものの、研究面では大学病院にはかなわないと考えられていることが多いといえます。そもそも、一般病院は診療のみをこなし、研究活動はしていないと思われている場合もあります。

しかしわれわれの業績は、とりわけ臨床研究に限っては、市中病院においても、大学病院に決して負けない研究が可能であることを示しています。当院でマウスに注射をしたり、試験管を振ったりする実験は不可能かもしれません。しかし、しっかりと患者さんを診療して、丁寧にデータを蓄積・解析していけば、医療で最も重要な臨床研究の分野において、立派な研究ができることが分かります。そしてその素地をつくることが、当院では可能なのです。

レベルの高い診療を維持するためには、このような研究活動は不可欠であり、患者さんを診療したデータを解析・研究して発表し、その結果を再び患者さんの診療に還元していくことは、臨床医の大切な姿勢であるといえます。私たちの活動に参加してくれる、新しい力を期待しています。

雑誌名	分野	IF*	論文数
Journal of Hepatology	消化器病学／肝臓病学	18.95	10
Gut	消化器病学／肝臓病学	17.94	2
Hepatology	消化器病学／肝臓病学	14.97	2
American Journal of Gastroenterology	消化器病学／肝臓病学	10.23	2
Clinical Gastroenterology and Hepatology	消化器病学／肝臓病学	7.96	3
Alimentary Pharmacology and Therapeutics	消化器病学／肝臓病学	7.73	2
Liver International	消化器病学／肝臓病学	5.54	7
Annals of Surgery	外科学	9.48	2
Surgery	外科学	3.48	1
Clinical Infectious Diseases	感染症学	9.06	1
Cancer	腫瘍学	6.10	2
British Journal of Cancer	腫瘍学	5.42	1
European Radiology	放射線医学	3.96	1
American Journal of Roentogenology	放射線医学	3.16	1

＊2018インパクトファクター

表　当院スタッフが筆頭著者（first author）として掲載した、肝細胞がんに関する英語論文（2000〜2019年）

高度な専門性と
良質な医療を目指す
各診療科の紹介

救急診療の受け皿として調整役を担う

分類不能疾患

総合内科（内科系診療科）　部長

鈴木 賢司
（すずき　けんじ）

救急外来の現状

当院の救急外来には、2018年度で40,252人の患者さんが来院しましたが、そのうちの約4分の1にあたる9,931人が、75歳以上のいわゆる後期高齢者です（図）。

高齢者の中には去痰不全や嚥下機能の低下による肺炎のリスク、消化吸収機能の低下からくる低栄養、慢性的な心機能低下、認知症による自己管理力の低下などをベースラインとして、疾病状態の一歩手前であることが少なくありません。施設や在宅で過ごしている方の中にも、ぎりぎり維持できている状態であり、もう少し悪化したら病院での対応が必要な方が多く含まれています。また、普通に生活されていても、いくつかの慢性疾患を持っている方がたくさん受診されます。

このような背景から、高齢者は救急外来の受診動機となった疾患や状態そのものに入院の適応がなくても、通院困難などが原因で帰宅できず、入院となることがよくあります。また、脱水・低体温症・熱中症といった、通常は救急での応急処置で回復し帰宅できる病態でも、それが引き金となって活動性が低下して日常生活が困難となり、入院せざるを得ないこともしばしばです。

その際、入院する科を決定するのが困難なことが多くあります。現代の医療は専門分化が進み、診療科も細分化されています。その中で、先に述べた脱水・低体温症・熱中症・低栄養などは、これらの専門分野に振り分けることが困難な病態です。また、通院困難となる原因の多くは加齢に伴う身体能力の低下であり、疾患として分類すること

が適当でない要素が多く含まれています。さらには、独居で付き添う人がいないなど、社会的な要因もこれに加わってきて、ますます担当科決定を困難にしています。

救急診療の特殊性も一因となります。救急診療は、重症度の把握とその安定化を第一義とし、手術や入院の必要性を短時間で把握して急を救（たす）ける場です。しかし、救急を受診される方の病態は、病名をその場で診断できるものもある一方、病名を明らかにするのに数日を要することも少なくありません。疾患名は明らかでなくても、入院加療が必要で、疾患名の特定は入院後に行うというケースもよくあるのです。

救急外来の機動性と各科での分担

高齢者の場合は、もともと多くの機能障害や慢性疾患を持っているため、症状が複雑になり、診断を困難にすることも多くあります。このような病態で入院先の診療科を検討することは、患者さんにとってあまりメリットがない上、その作業に時間を割かれることで救急診療に求められる機動性が損なわれてしまいます。病院によっては、救急部門が入院病棟を持ち、分類不能症例として入院診療を担当するところもありますが、退院調整などに時間をとられ、救急医として本来行うべき救急外来診療が手薄になってしまいます。

当院では内科系各診療科が協力して、専門分野の医師である前に内科医であるとの考えに立ち、分類不能症例については、当番科を決めて分担する体制をとっています。このシステムによって、救急外来での滞在時間の減少・救急担当医の機動性の確保を目指しています。

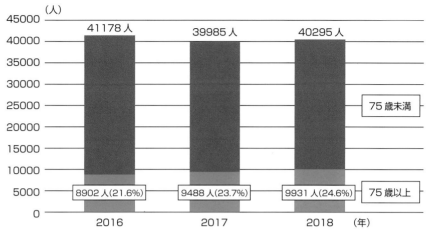

（人）
45000
40000 ── 41178人 ── 39985人 ── 40295人
35000
30000
25000   75歳未満
20000
15000
10000
5000   8902人(21.6%)   9488人(23.7%)   9931人(24.6%)   75歳以上
0
       2016   2017   2018   （年）

図　救急受診患者数と75歳以上の割合

他病院では、総合内科がその役割を担うところもあります。しかし、総合内科医の人数は十分ではなく、内科系診療科から応援を頼むところもあるようです。当院では総合内科の人員を、調整に必要な最小限とし、外来で各診療科につなぐゲートキーパーとしての役割に徹し、入院業務は各科で負担することによって、内科系診療科の専門的診療が総合内科への応援で人員減にならないよう担保しています。

一方、一般外来を受診した患者さんのうち、生命にかかわる危険な兆候が疑われる方は、救急医が救急外来での診療を快く受け入れてくれますし、入院患者さんの全身管理で難しいことがあるときにも積極的に協力してくれます。さらに内科系当直も1か月に7コマ前後担当して内科系医師の負担も軽減してくれています。このように、内科系診療科と救急医の各々が得意な分野を補うことにより、診療が機能的に行われています。

「フレイル」と総合内科の役割

「フレイル[1]」という言葉があります。厚生労働省研究班の報告書には、「フレイルは『身体的』、『精神・心理的』そして『社会的』要素からなり、健常な状態よりは虚弱化が進行しているが、いわゆる『身体機能障害（disability）』とは異なり、適切な介入によって健常状態に回復することが可能な状態ということができる」と記載されています。

高齢の方は、高頻度でこのフレイルの状態に陥っています。しかも普段の生活に大きな支障がない場合は独居率も高く、また罹患を契機に日常生活の能力が格段に低下することが多いため、帰宅・通院が困難になることも少なくありません。その結果、本来入院が必要でない軽症や、中等症の疾患でも入院加療が避けられない場合が多くありま

す。当院では、「フレイル＋軽症・中等症の疾患」という構図での入院に対しては、このようなことを踏まえて対応しています。

また、退院後の生活についても高率に見直しが必要になってきます。そのため、救急からの入院を生活や介護環境を整えるための入院と位置づけ、よろず相談地域連携課などと協力して、早期から介入してもらっています。病診・病病連携や介護施設との連携の充実も含め、地域の背景と当院の担う役割とのバランスが取れるように努力しています。

救急受診時には通院加療が可能と判断された患者さんが予測通りの経過を辿っているか、あるいは悪化していて入院が必要な状況になっているかの確認についても、できるだけ当院を受診していただきdataなど容易に比較できる環境で判断しています。その上で治療方針が定まれば地域の医療機関に紹介して、患者さんの利便性向上を図っています。

また、その日に結果が出ない血液や尿の培養検査の結果確認などは、総合内科で確認するようにしています。さらに、必要に応じて総合内科の予約を取るなど、再診がスムーズにできるように心がけています。

高齢化による医療・福祉の歪みは日常の診療にさまざまな影響を与えており、受診者側のニーズと医療者側が提供できるソースとの間にすり合わせが必要となってきます。その中で、総合内科は、患者さんの救急外来受診に際し、外来での受け皿であるとともに、内科系入院の調整役として役割を担っています。

【参考文献】
1）「後期高齢者の保健事業のあり方に関する研究」（平成27年度厚生労働科学研究特別研究　班長：鈴木隆雄、国立長寿医療研究センター）

多職種・地域の連携による糖尿病重症化予防
糖尿病

糖尿病・腎臓内科　副院長
傍島 裕司
（そばじま ひろし）

はじめに

　糖尿病は慢性の高血糖状態を示す症候群で、放置すると血管障害によるさまざまな合併症を引き起こし、生活の質や寿命に影響します。代表的な生活習慣病であり、食事・運動など適切な生活習慣を身に付けるため、患者さんの能力が最大限に発揮できるよう支援していく必要があります。そのためには医師だけでなく、看護師・管理栄養士・薬剤師・理学療法士・検査技師など、多くの職種の力が必要です。当院の特徴の1つは、糖尿病療養指導に携わる多くの医療スタッフが活躍していることです。

　糖尿病患者数は全人口の約12.1%と推計されており、現代の国民病ともいわれています。専門医療機関である当院には多くの患者さんが受診しますが、当院だけで完結する医療ではありません。かかりつけ医や保健センターなど、行政機関との連携が重要です。当院のもう1つの特徴は、地域のかかりつけ医との連携が非常に緊密であるということです。

多職種の連携による糖尿病診療 （糖尿病診療チーム）

　糖尿病治療にとって大切な自己管理を患者さんに指導する医療スタッフは、高度で幅広い専門知識が必要で、多くの臨床経験と研修や試験を経て認定されるのが、日本糖尿病療養指導士（CDEJ）です。当院には各職種合わせて31人のCDEJが在籍しており、東海4県では第2位の人数です（表1）。

	施設名	看護師・准看護師	管理栄養士・栄養士	薬剤師	臨床検査技師	理学療法士	CDEJ数
1	刈谷豊田総合病院	17	6	4	8		35
2	大垣市民病院	15	6	6	3	1	31
3	岐阜大学医学部附属病院	21	6	1			28
4	名古屋第二赤十字病院	14	6	8			28
5	岡崎市民病院	14	3	6	3	2	28
6	伊勢赤十字病院	12	3	2	7	2	26
7	春日井市民病院	17	3	4	2	1	27
8	JA愛知厚生連豊田厚生病院	10	7	4	2	3	26
9	松波総合病院	3	11	9	1	1	25
10	藤田保健衛生大学病院（現 藤田医科大学病院）	11	3	2	8		24

（「一般社団法人 日本糖尿病療養指導士認定機構」のホームページをもとに作成）

表1　東海4県（岐阜、愛知、三重、静岡）の医療施設における日本糖尿病療養指導士（CDEJ）の数

このメンバーが中心になり、糖尿病診療チームとして多くの活動を行っています。その一端をご紹介します。

1．糖尿病腎症透析予防指導

　糖尿病腎症は透析導入の原因疾患の第1位で、国内では毎年16,000人以上が糖尿病腎症から透析導入に至ります。透析になると、生活の質の低下や多くの合併症により健康寿命が損なわれることとなり、現在、国をあげて糖尿病腎症の重症化予防に取り組んでいます。

　地域においては、行政とかかりつけ医が連携してハイリスク患者の拾い上げを行います。当院では、管理栄養士・看護師・薬剤師が医師と連携して指導に当たっています。年間指導数は現在750件を超えており、東海地区では1位、全国でも4位の実績でした（表2）。これらの実績は、多くの学会で特別演題として発表され、論文として学会誌にも掲載されました。

2．糖尿病合併症予防（フットケア外来）

　糖尿病の足病変は末梢神経障害、動脈閉性疾患、感染症などが要因となり、きっかけは小さなアクシデントでも足の切断に至ることがあります。フットケア外来では、糖尿病患者さんの足を守るため、日常のケアの指導から足や爪のトラブルケアを行っています。年間実績数は県下では第2位、東海地区でも10位以内ですが、当院ではフットケア先進国のドイツ式フットケア（Fusspflege）を導入し、補正靴やインソールによる調整も含め、総合的に高度なフットケア技術を提供しています。

3．教育入院、外来糖尿病教室

　患者さんへの教育指導は、通常、教育入院という方法をとっています。当院でも行っていますが、今日の社会情勢では入院が困難な方も多いため、そういった場合でも教育入院と同等の効果が得られるように、外来糖尿病教室（週1回で3回コース、1回の指導時間約2時間）を充実させています。また、教育指導には多くの職種がかかわるため、毎週のようにカンファレンスが行われ、情報を共有しています。当院で指導を受けた患者さんは20年間で7,300人以上となり、その指導データは電子ファイルに保存され、久しぶりに受診された方でも過去の指導内容が確認でき、スムーズな診療を行うことができます。

	施設名	件数
1	関西電力病院	1816
2	東京都済生会中央病院	1102
3	大阪府済生会中津病院	926
4	大垣市民病院	569
5	堺市立総合医療センター	485
6	東北大学病院	348
7	川崎医科大学附属病院	340
8	兵庫医科大学病院	322
9	秋田赤十字病院	322
10	金沢大学附属病院	299

（2017年12月3日『読売新聞』より）

表2　全国における糖尿病透析予防指導の実績（2016年度）

4．肥満糖尿病患者さんへの対策

　肥満糖尿病患者さんは生活習慣の改善が最も重要ですが、治療効果が不十分な場合、減量手術（胃スリーブ切除）を実施します。当院は岐阜県で最初の認定施設であり、外科医と協力して治療を行っています。

5．院外活動

　日本糖尿病協会に属する患者会、「糖友会希望」の運営を支援しています。啓発事業として、一般市民向けの公開講演会を年6回、また、地域の医療スタッフの医療レベル向上を目指す、医療者向けの講習会を年4、5回行っています。

糖尿病の地域連携

　2008年の新医療計画を機に、専門医とかかりつけ医の間で地域連携パスによる連携型診療が糖尿病の分野でも始まりましたが、当院では2001年から先進的に開始され、20年近い歴史があります。

　西濃医療圏は、当院が唯一の基幹型大病院であるという地域性もあり、地域連携パスの登録患者さんは1,000人を超し、質の高い連携を維持しています。この取り組みについても多くの学会で特別演題として発表され、学会誌などにも何度か発表されています。糖尿病診療の地域連携は、地域の診療レベルの向上と均てん化に大きく寄与するシステムで、当院はその中心的な役割を担っています。

国際共同研究・国内共同研究の重厚なネットワーク医療
血液疾患

血液内科　部長
小杉 浩史
（こすぎ ひろし）

血液内科の歴史と伝統

　当科は、1998年に名古屋大学第一内科（現 血液・腫瘍内科）へ病院要請により専門医1人を派遣したことから始まります。その後、2000年より私が交代派遣となり、3人体制で当時の「内科」の中で診療体制の構築を開始しました。2004年には、「血液内科」の独立標榜診療科となり、6人体制で現在に至ります（表1〜3）。

　名古屋大学医学部開学時に、東京大学より初代 勝沼精蔵教授が内科学教授として着任以来、名古屋大学血液研究室は同大学医学部の歴史とともにあります。勝沼教授は日本血液学会の創始者でもあり、その勝沼精蔵教室は、第二内科、第三内科の発足後も、第一内科として長くすべての内科領域の専門分野研究室を擁し、特に血液内科はその中核を成してきました。血液学分野では、名古屋大学グループは国内においても国際的にも、常に伝統的に血液学研究・教育・診療の中核的位置を堅持してきたといえます。明治以来の国内医学会の最上位学会に位置づけられる第30回日本医学会総会は、2019年4月に、第4代第一内科教授だった斎藤英彦先生を会頭として開催されたところです。このような歴史と伝統は、現在の名古屋大学血液・腫瘍内科講座（現 清井仁教授）として継承されています。このように当科は、常に血液学の最新の成果を診療にも還元できるグループの一員であることが、強さの第一の秘訣ではないかと考えています。

血液内科の診療体制

　血液内科が設置される病院の多くは、日本内科学会の「教育基幹施設」、あるいは国の指定による「がん診療連携拠点病院」のような指定要件を満たす大規模病院が中心で、血液内科診療体制が整備されています。血

（単位：人）

	2014年	2015年	2016年	2017年	2018年
白血病	33	29	39	38	38
悪性リンパ腫	86	100	94	103	94
多発性骨髄腫	24	18	31	31	32
骨髄異形成症候群	33	21	38	49	41

表2　当科の新規診断患者数（がん登録データより）

血液内科病床数	40床
無菌室	7室
血液内科所属医師数	6人
日本血液学会専門研修認定施設	
日本内科学会指導医	3人
日本内科学会総合内科専門医	3人
日本血液学会指導医	2人
日本血液学会血液専門医	3人
日本輸血・細胞治療学会認定制度指定施設	
日本輸血・細胞治療学会認定医	1人

表3　当科の診療体制（専門性資格等）

	2014年	2015年	2016年	2017年	2018年
入院患者数	16,873人	14,668人	13,927人	15,022人	16,909人
外来患者数	11,081人	12,009人	11,757人	12,031人	12,439人
診療請求額（入院）	934,565,717円	864,218,959円	839,746,004円	1,024,991,793円	1,213,559,023円
診療請求額（外来）	785,111,752円	951,995,631円	1,085,434,233円	1,203,845,260円	1,323,381,011円

表1　当科の診療実績数

液疾患は、造血器腫瘍（白血病、悪性リンパ腫、多発性骨髄腫など）、造血不全（再生不良性貧血など）、血栓止血異常（血友病など）とさまざまですが、造血器腫瘍はがん診療の先端的な診断・治療技術が大前提となります。

当院では、約20年前より血液内科診療体制の構築が始まりましたが、私が着任当初（2000年頃）は、血液内科診療を行うには前近代的な院内体制で、ずいぶんとまどったことを記憶しています。一方、二次医療圏の中で唯一の大規模病院ということもあり、他診療科と同様、開設早々、診療科の診療実績数は、大学病院を含め全国40位程度に達していました。

この二次医療圏内で唯一の大規模病院という地理的な環境は、いずれの診療科もハイ・ボリューム・センターとして機能する宿命にありますが、血液内科においても同様です。問題は、その診療内容やレベルであるといえるでしょう。2004年、比較的短期間で診療体制を構築した頃、病院機能の外部評価制度やがん拠点病院体制の整備などがタイムリーに導入され、これらの課題とともに、血液内科診療に必要とされる病院横断的な診療体制の整備を進めました。専門資格保有者の育成、中央調剤体制、化学療法オーダーシステムの開発、輸血管理体制、感染対策体制、通院治療センター（外来化学療法部門・初代センター長）の設置と院内マニュアル・手順書の作成や化学療法副作用評価システムの導入などです。

また輸血医療については、着任早々初代輸血センター長を兼務し、体制整備を行い、日本輸血・細胞治療学会による輸血機能評価認定制度で全国62施設目（2019年10月現在、全国の認定施設146、日本赤十字社輸血用血液製剤供給施設約9,700）として認定されました。強さの第二の秘訣は、非医師医療従事者を含む優れた人材の選抜とシステム構築にあると考えます。

先端的な診断・治療
〜国内・国際共同臨床研究と国際共同治験

血液内科設置当初から現在に至るまで、診療科の発展は、私個人のキャリアによる牽引の要素が大きかったと自負しています。しかしその後は、それを継承していくチーム人材のそれぞれが、維持・発展できるだけの弛まぬ精進を続けられてはじめて成立するものです。後進の中には、その価値観を共有する豊富な人材がいます。

名古屋大学血液・腫瘍内科は、成人白血病治療共同研究支援機構（JALSG）や日本臨床腫瘍研究グループ（JCOG）などを牽引してきた伝統があり、先端診療をこの地域に還元してきました。20年前には最も後進的な分野であった骨髄腫診療が、現在では最も最先端の診断・治療技術を駆使する分野になりつつあります。これについては、私が国内外の骨髄腫エキスパートとの連携で取り組んできた臨床研究で、大きな成果を上げています。

現在、日本骨髄腫学会の理事、米国の国際骨髄腫学会（IMS）でのIMWG（ワーキンググループ）招待委員、国際骨髄腫財団（IMF）でのAMN（アジア骨髄腫ネットワーク）委員を務め、国際診断基準や国際診療ガイドラインの作成に関わっています。また、医師主導国際共同臨床試験に参加し、主導していますが、国際的な共同作業の連携は、国内にも大きな恩恵をもたらすことができたと考えています。そして、これらを後進の医師たちがほぼリアルタイムで情報共有し、診療に生かせることは大きな利点となっています。

国内では、有望な新薬開発は国際共同治験体制で行われ、40以上の治験を実施してきました。10〜15施設程度が全国から選定を受けますが、多くの血液領域の新薬開発治験で、当科が治験施設として選定されています。また、医師主導臨床試験においても、私は日本骨髄腫ネットワークの創設者であり、副代表を務めながら、国内・国際共同臨床試験を数多く主導してきました。最も重要なのは、国際的なエキスパートたちと共同で取り組む医師主導臨床試験です。これこそが、明日の最良の標準治療を生み出す原動力であるといえるでしょう。また輸血医療では、JICA（国際協力機構）に指名を受け、ケニアの輸血医療体制構築の派遣指導協力を担ったり、研修受け入れなども複数年次にわたって行ってきました。

血液内科の専門医は、既存の通常診療と近未来の標準治療開発である治験や臨床試験による治療の双方を理解し、最適な治療の提供を行えることが、重要な要素です。この点において当科は、良質な診断・治療体系を有しており、地方都市にありながら、国際的に先端的な治療まで選択を提示できる体制となっています。つまり、強さの第三の秘訣は国際性にあります。このような環境は、次世代の若手医師の育成環境として、血液内科診療の標準診療技術の習得のみならず、近未来の診断・医療技術の開発への参加を可能にしており、これまでに20人余りの若手血液内科医師の育成を達成してきた原動力となっています。

すべての神経疾患に良質の医療を提供
脳梗塞超急性期から神経難病の長期治療まで

神経内科　部長
三輪 茂
みわ　しげる

神経内科の診療

　神経内科は、脳、脊髄、末梢神経、筋肉に生じる病気を診療する科です。具体的には脳梗塞、一過性脳虚血発作などの脳血管障害、髄膜炎、脳炎などの感染症、アルツハイマー型認知症、パーキンソン病、脊髄小脳変性症、多発性硬化症などの脳変性・脱髄疾患、頭痛、てんかん、脳以外では脊髄炎、ギラン・バレー症候群（急性の末梢神経炎）、筋炎、筋ジストロフィー、重症筋無力症などさまざまです。

　診断はベッドサイドでの詳細な神経学的診察から始まります。これには知識と経験と一定の修練が必要ですが、当院の常勤神経内科医師4人と外来を担当している非常勤医師はいずれも日本神経学会の神経内科専門医の資格を有しており、どの医師に受診しても見落としのない安全な診察を受けられる体制になっています。

　病気の確定診断のためには、さまざまな検査が必要になります。CT、MRI、核医学検査、超音波検査、脳波、神経伝導検査、筋電図などありますが、当院ではそのすべてに対応しています。特にMRIなど画像検査は、現代の神経疾患の診断には必要不可欠で、脳梗塞、脳炎などの急性疾患では診断の遅れが治療の遅れ、予後不良の経過につながることになります。MRI撮影装置（うち1台は3テスラの高性能機器）3台が稼働しており、夜間休日などの時間外も含め、受診した当日に検査を受けることができます。

　また、てんかん診断に用いる脳波や、筋萎縮性側索硬化症などの神経筋疾患に必要な神経伝導検査・筋電図などは、熟練した医師や技師が行い、評価しないと正しい診断

にいたりませんが、神経内科医師の1人はこの領域に関連する日本臨床神経生理学会の認定医を有しており、診断の質の向上に努めています。

　治療においては、昨今は疾患ごとにガイドラインが作成されているものが多く、当院でも脳卒中治療ガイドラインなど、各種ガイドラインに沿った標準的治療を基本的に行っています。一方では、難治例やガイドラインにはない病態の治療にかかわることも多く、その際には学会、研究会、学会誌などから得られた最新の知見や、これまでの各医師の経験を束ねて神経内科全体で対応しています。複数の医師で疾患にあたることは重要で、独断的で誤った方向へ診断治療が流れていってしまうのを防ぐことができます。

　神経内科は脳梗塞超急性期の分単位で診断治療の対応を求められる疾患から、認知症やパーキンソン病のように外来で何年もお付き合いし、介護環境整備のお手伝いを要する疾患まで幅広い領域をカバーする科です。以下にもう少し詳しく、急性疾患として脳梗塞、慢性疾患として神経難病について説明します。

急性疾患の脳梗塞とは

　脳梗塞は脳の動脈に血の塊（血栓）が詰まり、血液が流れなくなった部位の神経細胞が障害されていく病気です。発話が不明瞭、手や足が麻痺する、半身がしびれる、目が見えにくくなるなど症状が急に現れ、重症な脳梗塞では意識が悪くなります。「表1」に当院の過去5年間の脳梗塞患者さんの入院数を示します。インターネットサイトの病院情報局ナビの患者数ランキングでは、2017年の脳

	2014年	2015年	2016年	2017年	2018年
脳梗塞	388人	443人	433人	460人	440人
t-PA療法	14人	18人	15人	12人	15人

表1　脳梗塞、t-PA療法を行った神経内科入院患者数

神経難病　病名	大垣市民病院	岐阜県総数
パーキンソン病	107人	1437人
重症筋無力症	50人	305人
多発性硬化症	26人	212人
脊髄小脳変性症	20人	383人
進行性核上性麻痺	13人	128人
筋萎縮性側索硬化症	8人	134人
慢性炎症性脱髄性多発神経炎	6人	58人

＊岐阜県総数は厚生労働省衛生行政報告例から抜粋

表2　代表的な神経難病の人数

梗塞患者数は岐阜県1位、全国21位で、大変多くの患者さんの診療を行っています。脳出血も加えた脳卒中全体では岐阜県1位、全国29位でした。

　現在、寝たきりになる原因としては脳梗塞が1位ですが、寝たきりにならないまでも脳梗塞に罹患すると多くの場合、何らかの後遺症が残り日常生活に支障が生じます。前述のような症状があり脳梗塞が疑われるときは、直ちに医療機関を受診する必要があります。脳梗塞であれば、組織プラスミノーゲンアクチベーター（t-PA）という血栓溶解薬を用いた超急性期の治療を受けられる可能性があります。日本脳卒中学会から出されているt-PA療法の適正治療指針第三版では、発症から4.5時間以内に治療可能な脳梗塞患者にt-PA治療を行うことは強く推奨されています。また患者さん説明文書の例として、その効果が海外の臨床試験では、t-PAを使った人の34%が、3か月後に障害のない状態にまで回復し（使わなかった人では28%）、国内の全国調査では33%が障害のない状態まで回復と記載されています。

　当院では24時間体制で、神経内科医、脳神経外科医、救急医が協力し、脳梗塞超急性期のt-PA治療を行うことができます。またt-PA治療だけでは不十分な場合や、t-PA治療の適用がない場合でも、脳神経外科医によるカテーテルを用いた血管内治療によって改善できる可能性があります。「表1」に神経内科でのt-PA数を示します。

慢性疾患の神経難病とは

　神経難病は進行性で根治的な治療法がなく、数年から数十年の経過があり、運動障害を主体としたその症状によって日常生活にさまざまな障害が生じます。診断には専門的な知識と経験が必要になり、神経内科に受診して始めて診断がつく場合もあります。また根治的な治療はありませんが、進行や病勢を抑える治療を適用できる疾患もあるため、神経内科専門医でなくては対応が難しい所があり、かかりつけ医の先生からの依頼も多いです。

　当院は、岐阜県内で神経難病に携わっている有数の病院で、「表2」に代表的な神経難病の人数を、難病登録されている患者さんから拾い出してあります。このほかにもクロイツフェルト・ヤコブ病、脊髄性筋萎縮症や筋ジストロフィーなど、疾患は多種にわたっています。医学的なこと以外にも難病の申請はもとより、身体障害、障害年金、介護保険など、申請のための診断書作成、日常生活や介護環境への助言、時には就労相談などもあり、患者さんに寄り添い生涯を見守る姿勢が求められます。

　例えば、筋萎縮性側索硬化症という病気では、進行すると呼吸する力がなくなり、気管切開し人工呼吸器を装着しないと亡くなってしまいますが、人工呼吸器をつけるとその先ずっと寝たきりで過ごさなくてはならず、本人や家族がその決断する際には大きな負担がかかります。そういうときには、しっかりと情報を伝え、どのような治療選択をしても、支えていくよう心がけて診療を行っています。かかりつけ医の先生と連携し、人工呼吸器をつけて自宅で過ごしている筋萎縮性側索硬化症の患者さんもみています。

　西濃地域では常勤神経内科医のいる病院は当院しかなく、集中治療を要する重症の患者さんから、日常的な頭痛やめまい症の患者さんまで、すべての疾患に良い医療を提供していけるよう、神経内科スタッフ一同、日々努力を重ねています。

がんの早期発見から内視鏡的切除まで

上部・下部消化管の内視鏡治療

消化器内科　医長
きたばたけ　しゅうすけ
北畠　秀介

上部消化管の内視鏡検査

　上部消化管（食道、胃、十二指腸）の病気の診断には内視鏡（胃カメラ）が有用です。近年では細い内視鏡を鼻から挿入する "経鼻内視鏡" が広く行われるようになっており、当院でも患者さんの希望に応じて積極的に実施しています。

　また、がんと診断された場合や、生検（組織を採取して顕微鏡検査を行うこと）を行っても診断がつかない場合などは、拡大内視鏡を用いて検査を行っています。これは口から飲む内視鏡になりますが、検査を行いながら虫眼鏡のように消化管粘膜を拡大して観察することが可能な内視鏡です。

　拡大内視鏡と Narrow Band Imaging（NBI）といわれる特殊な光を組み合わせることで、粘膜の表面の小さな血管まで観察することが可能です。その結果、これまでと比較して、がんの診断や範囲がより正確に分かるようになってきました。実際の早期胃がんの通常の内視鏡写真、NBIでの写真を提示します（写真1〜5）。

　当院では上部消化管内視鏡検査は年々増加しており、2018 年の検査件数は 9,053 件でした。

下部消化管の内視鏡検査

　下部消化管内視鏡検査（大腸カメラ）はあらかじめ下剤で大腸の中をきれいにしておき、肛門から内視鏡を挿入して大腸を観察する検査です。下剤の内服量も多く、内視

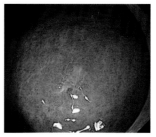

写真1　不整な形の陥凹を認める

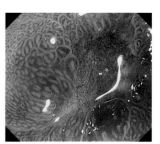

写真2　同部を NBI ＋拡大内視鏡で観察することで、周囲粘膜との境界が明瞭となった

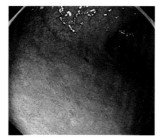

写真3　写真中央にわずかな発赤がみられるが、これだけでがんと診断するのは難しい

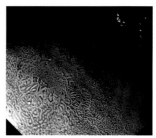

写真4　同部の NBI 観察

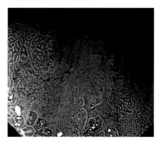

写真5　同部の NBI ＋拡大観察。周囲粘膜とは異なる血管が描出され、がんと診断可能

鏡の挿入時に痛みを伴うこともありますが、ポリープが発見された場合はそのまま切除することができます。

当院では外来での大腸ポリープ切除を行っていますので、入院せずに通院で処置を行うことも可能です。毎年1,000件以上の大腸ポリープ切除を行っており、2018年は1,254件でした。

消化管がんに対する内視鏡的粘膜下層剥離術（ESD）について

消化管の早期がんは、適切な治療を行えば、かなりの確率で完治する可能性があります。その中でも、リンパ節転移の可能性がほとんどないと予測されるがんの特徴が明らかになってきており、そのようながんはお腹を切らずに内視鏡でがんを削り取ることで治療することが可能となってきました。

その適応は臓器により異なりますが、がんの深達度（根っこの深さ）、大きさ、組織型（細胞のタイプ）、がんの中の潰瘍の有無により総合的に判断されます。

これらの条件を満たし、さらにがんを一括切除（がんを分断せずにひとかたまりで切除すること）ができれば、内視鏡の治療だけで手術をせずに治療することが可能です。ただし治療後は、切除したがんを顕微鏡で検査し（病理検査）、きちんと条件が満たされているかどうかを確認します。この時点で条件が満たされなかった場合は、残念ですが後日あらためて手術する必要があります。

ESDの具体的な方法としては、次のような手順です。

① 内視鏡でがんをよく観察します（写真6）。
② がんを切除する範囲を決めて目印をつけます（写真7）。
③ 粘膜下層という、がんよりも深い層に液体を注入し、粘膜を膨隆させます（写真8）。
④ がんの周囲の粘膜を内視鏡用のナイフで切開します（写真9）。
⑤ がんの下側の粘膜下層をナイフで少しずつ剥離してがんをそぎ落としていきます（写真10）。
⑥ 切除したがん（写真11）を病理検査に提出します。

当院ではESDの開発段階から積極的に行ってきました。検査件数は年々増加しており、2018年には食道、胃、大腸あわせて192例のESDを実施しています。

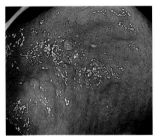
写真6　早期の胃がん

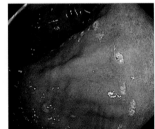
写真7　がんの周囲に白い目印をつけたところ

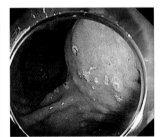
写真8　がん周囲の粘膜が膨隆したところ

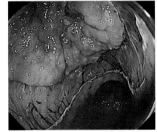
写真9　がん周囲の粘膜を切開したところ

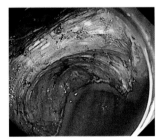
写真10　剥離が終了し、がんを切除したところ

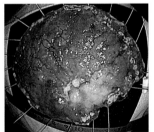
写真11　切除したがん

慢性肝炎疾患のトータル治療
ウイルス性肝炎・脂肪肝から肝細胞がんまで

消化器内科　医長
安田 諭
やすだ　さとし

肝炎の診療と肝細胞がん予防

肝臓は右上腹部に存在する臓器で、腸管から吸収された栄養（アミノ酸など）を肝臓に運んで、アルブミンなどのたんぱく質や脂質、凝固因子などを作る役割、体内で発生するアンモニアなどの有害な物質を処理し解毒する役割、糖質などを体内へ蓄積する役割などを担う臓器です。

肝に持続的な炎症＝慢性肝炎の状態が続くと、炎症が継続することにより肝機能の低下、肝硬変（肝臓の線維化の進行＝硬くなること）への移行、肝発がんをきたす可能性があり、「肝炎の治療」はこれらの抑制が主な目的です。肝臓は沈黙の臓器といわれ、肝炎の状態では多くは無症状でも、肝臓の機能が低下したことによる症状（腹水、浮腫、静脈瘤、肝性脳症など）が出現した時点ではすでに肝硬変と考えられます。肝硬変に至った状態では肝機能の改善は難しく、発がんのリスクも高い状態であると考えられるため、肝硬変に至るまでに早期に診断を行い、治療や経過観察を行う必要があります。ウイルス性肝炎が原因となるため、それらの治療介入を早期から行うことが必要ですが、最近は非ウイルス性肝疾患（アルコール性肝疾患、NAFLD＝非アルコール性脂肪性肝疾患など）からの発がんがあり、定期検査での拾い上げが難しい集団からの発がんも増加しています。

またウイルス性肝炎を治療し、ウイルスが陰性化＝血液中に検出されなくなったとしても発がんのリスクはゼロになることはないため、経過観察は継続的に必要です。

「肝炎の治療」は症状がない時点からの経過観察、治療が重要であり、肝硬変への移行、発がんの抑制を行うことが主な目的となります。その各疾患について、以下に述べます。

ウイルス性肝炎の治療の進歩

慢性経過をたどる慢性肝炎で主な疾患となるB型肝炎、C型肝炎について述べます。

B型肝炎は出産時や乳幼児期にB型肝炎ウイルス（HBV）に感染すると、多くは非活動性キャリアとなり、安定化します。しかし、一部の方ではウイルスの活動性が持続して慢性肝炎から年率約2％で肝硬変へ移行し、肝細胞がん、肝不全に進展します。B型肝炎治療の目標は、こうした肝細胞がん、肝不全への移行を予防することであり、インターフェロン治療や核酸アナログ製剤を使用して治療を行います。患者さんの免疫応答状態とウイルスのDNAの増殖状態を把握した上で、適切に治療を行っています。

現在は核酸アナログ製剤の進歩により、発がんはかなり抑制することができるようになりました。それでも発がんする患者さんには、適切に治療・経過観察を行うことによって早期治療介入を行っています。

当院では1994年から2018年の間に3,344例のHBVキャリアの患者さんの診療を行い、核酸アナログ製剤を使用した患者さんにおいては10年で3.3％の発がん率、同製剤を投与しなかった患者さんは10年で40.0％という治療経過で、発がん率の低下を認めています。現在もB型肝炎に対しては新しい作用機序の新規治療薬の開発が進められており、今後もこれら治療オプションを組み合わせた

治療を行っていくことが期待されています。

C型肝炎はC型肝炎ウイルス（HCV）に感染すると、ほとんどが持続感染となり慢性肝炎へと移行します。慢性肝炎になると、B型肝炎同様に発がん、肝硬変への移行を認めるため、抗ウイルス治療でHCVの排除を目指します。過去にはインターフェロン治療（IFN）でのウイルスの排除は5％程度でしたが、現在ではIFNを使用しない、直接型抗ウイルス薬（direct acting antivirals; DAA）の出現により、ほぼ全例でウイルスの排除が可能になりました。しかし、ウイルス治療を行っても肝細胞がんの発生はゼロにすることはできず、20年の経過観察で8％程度の発がんがあると報告されています。

当院では抗ウイルス治療前に、MRI検査を使用することにより肝細胞がんの前がん病変である非濃染結節の検出、経過観察を行うことで、早期に発がんを発見できるよう試みています。2014年から2016年には、561例のDAA治療での抗ウイルス治療を行っています。同治療前にMRI検査を実施することによって、治療前に非濃染結節がある方は発がんリスクがあることを見出しており、抗ウイルス治療後にも慎重な経過観察を行っています。

脂肪肝における現状と治療

脂肪肝というと、いわゆる「肥満」に伴い、肝臓に脂がのる状態、とだけ一般的には認識されることが多いのですが、脂肪肝も長期的にはさまざまな病気を引き起こします。ここではアルコールを飲まない人による、いわゆる非アルコール性脂肪性肝疾患（nonalcoholic fatty liver disease：NAFLD）について述べます。

NAFLDは肥満、糖尿病などのメタボリックシンドロームを基盤に発症することが多く、メタボリックシンドロームの肝病変と捉えられています。これらはNAFLDの中でも進行性で、肝硬変や肝がんの発生母地になる非アルコール性脂肪性肝炎（nonalcoholic steatohepatitis：NASH）に分類されます。NASHは採血などでの精密検査が必要ですが、最終的には肝生検による診断が重要です。

ただし、脂肪肝がある方が全員、肝硬変や肝細胞がんになるとは言い切れず、実際に肝臓の線維化＝硬さが進んでいるかどうかが、その患者さんの生命予後を決めると報告されており、線維化の程度によって生命予後が決まる可能性が高くなります。そこで当院では、NASHが疑われる患者さんには積極的に肝生検も進めています。肝生検は肝臓に針をさして組織をとるため、短期ですが入院が必要です。肝生検を行うべきかどうかは、まず侵襲の少ない検査を行って判断しています。

当院では、年齢、採血（AST、ALT、血小板）から算出するFIB-4 indexのほか、エコー検査で肝臓の硬さを測定する超音波エラストグラフィ、MRI検査で肝臓の硬さを測定するMRエラストグラフィを測定する設備が整っており、まずは侵襲の少ないこれらの検査を併用しながら、線維化の評価、NASHの可能性を考慮し、必要に応じて肝生検や治療介入、経過観察を行っています。

また、2006年から2016年において9万件弱の腹部エコー検査を行っており、その中で脂肪肝のある方は13,368例を認めています。先述のFIB-4 indexの高い患者さんと低い患者さんで比較すると、当院でもFIB-4 indexが高い患者さんでは長期的に死亡率が高く、悪性腫瘍、心血管系の病気が多いことが分かっています。さらに、当院外来では脂肪肝で必要な生活習慣の改善のほかに、NASHなどの治療に対する新薬の治験や、他病院との連携を取りながらの研究治療も積極的に行っており、最新の治療を提供できる場も設けています。

NAFLD以外では、飲酒も脂肪肝、肝障害の原因となります。慢性的に過剰な飲酒が続くと、肝障害が認められ、膵臓、腎臓、脳、血液、神経など多数の臓器に影響を及ぼします。アルコール性肝障害に対しては禁酒、節酒で治療を行うしかなく、なかなかやめることができない方も多いのが現状です。しかし、1994年から2018年にかけて当院外来で過剰飲酒が判明している703例の患者さんを見てみると、286人に肝硬変を認め、肝機能の低下や線維化が進行（肝臓が硬くなる）している患者さんは肝臓が原因で、腎機能が悪い患者さんは肝臓以外が原因で亡くなることが分かっています。過剰な飲酒の継続は生命予後（寿命）を縮めるため、注意が必要です。

これら肝炎治療を行うことにより、肝発がんの抑制や、肝硬変への移行の抑制を行い、適切な経過観察や肝臓の評価をしています。また、当院では発がん時にも積極的な肝細胞がんに対する治療の実施、さらに総合的な肝疾患治療を行っています。

膵胆道系の疾患における内視鏡治療

胆道閉塞(胆管結石や膵胆道悪性腫瘍)

消化器内科　医長
（かなもり　あきら）
金森 明

閉塞性黄疸とは

　膵臓と胆管は胃よりもさらに奥の十二指腸にある乳頭部という場所で、それぞれ消化管と交通のある臓器です。膵臓は胃の背中側に存在し、胆管も太さが数mmと細く、検査でも大変分かりにくい場所に存在しています。胆管は肝臓から始まり、細かな枝が一つになり胆嚢と合流し膵臓の中を通り、最後に乳頭部に開口します（図1）。この間のどこかで病気があると詰まってしまうことも多くその結果、黄疸を呈します（閉塞性黄疸）。

　黄疸が出現する疾患として肝疾患もありますが、膵胆道系疾患の場合は腹痛や発熱を伴うことも少なくなく、疾患によっては緊急で対応する必要があります。後述しますが、胆道に閉塞をきたす疾患として代表的なものが結石と腫瘍です。いずれも黄疸が現れることが多く、尿の濃染（紅茶のような色になり、時に血尿と間違えられます）、眼球や皮膚の黄染をきたすため、ご自身や時に他人に指摘されて受診されることがあります。当科では、採血検査をすることにより、黄疸の有無を調べることができます。さらに必要な場合は、エコー検査やCT、MRIといった検査を行い早急に対応して、適切な治療を実施しています。

良性疾患（特に胆管結石）の診断と治療

　良性疾患の代表は結石です。胆管結石は胆管に原発して発生したものと、胆嚢結石が落下して生じたものがあります。厳密には分けて考えることはありませんが、いずれも胆管で閉塞すると心窩部（みぞおち）の痛みや吐き気を感じます。また発熱することもあり、多くが高熱です。

　来院後、胆管結石と診断されれば治療となり、内視鏡を用いて行います。内視鏡的逆行性胆道膵管造影検査（ERCP）といわれる検査で静脈麻酔を行い、十二指腸に挿入したのちに乳頭部を切開し結石を採り出します（図2－1）。緊急検査になる場合も多く、当院では救急外来からそのまま検査室に移動し、治療を行うことも可能です。

　内視鏡で治療を行うことにより、以前は外科手術で1か月程度の長期の入院が必要であった時代から、1週間程度の短期の入院で治療ができるようになりました。内視鏡治療は、体の表面に傷を残すことなく治療が可能で、治

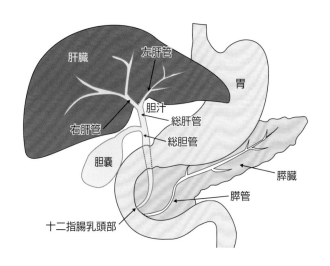

図1　膵胆道の解剖

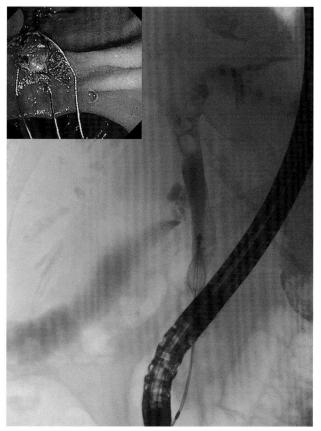

図2−1　胆管結石の治療、採石具で結石を把持して除去する

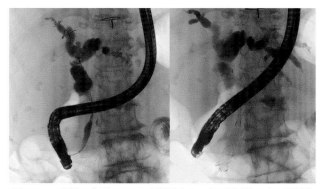

図2−2　胆管へ金属ステントを留置する　左：留置前　右：留置後

療に要する時間も1時間程度です。ERCP検査は年間500件程度を行っていますが、そのうち胆管結石の治療で約150件の内視鏡治療を行っており、結石の治療の件数の割合が多いのも当院の特徴の一つです。

悪性疾患（膵胆道がん）の治療法

　悪性疾患は主に膵臓がん、胆嚢がん、胆管がんがありますが、この領域のがんは予後が悪く、治療法も進行具合に応じてさまざまです。いずれのがんも腫瘍により閉塞をきたすことがあり、内視鏡ではプラスチックもしくは金属のステントという管を挿入することにより、黄疸を改善（減黄）することが可能です（図2−2）。またその際に組織を採取することが可能で、確定診断を得ることができます。ステントを留置して減黄したあとは進行具合により治療を選択します。

　内視鏡を行う利点は、短時間の処置で黄疸の改善が期待できることや、同時に診断が可能なことです。当院では悪性疾患においても、抗がん剤および内視鏡的治療を積極的に取り組んでいます。

内視鏡治療の利点

　内視鏡治療の利点はさまざまありますが、診断と治療を同時に行えることが大きな利点といえます。比較的短時間に処置が可能なことから、再度のステント留置などの処置も可能で、治療を何度かに分けて体の状態に合わせて治療計画を立てていきます。

　良性疾患では、状態に応じてステントを用いた胆管炎の改善、結石の採石を行い、診断が困難な症例では、生検を施行した上で病理検査診断を用い、より正確な診断を行います。悪性疾患においては手術や化学療法といった治療前の状態を改善するばかりでなく、胆管の閉塞が進んできた場合の追加のステント留置や、ステントの閉塞が起きた場合のステントの交換を行うことも可能です。胆膵疾患は良性、悪性に関わらず高齢の方に多くみられます。

　内視鏡治療は入院に要する期間が比較的短く、今後は適応となる疾患や、できる治療も益々増えていくと考えられています。当院では、安全で苦痛の少ない治療ができるように取り組んでおり、日々、より良い診断と治療を心がけています。

硬性鏡を用いた呼吸器インターベンション
肺がん

呼吸器内科　医長
なかしま　はるのり
中島 治典

硬性鏡とは

　肺がんをはじめとした、悪性腫瘍が気道に進展、もしくは外側より気道を圧排することにより、気道の狭窄を生じることがあります。その際には強い呼吸困難を伴い、生命の危機的状態となりえます。また、アミロイドーシスや気管支結核後遺症等の非腫瘍性の疾患によっても同様の狭窄が生じることがあります。呼吸器インターベンションは、これらの狭窄等に対して内視鏡下に積極的治療介入を行う手技です。

　「写真」に示すものが硬性鏡システムです。通常の気管支内腔の観察や肺生検に用いる内視鏡は、柔軟に先端部を操作することが可能であり、これを軟性鏡と呼ぶのに対して、硬性鏡システムでは、カメラであるテレスコープに柔軟性がないため、硬性鏡と呼びます。硬性鏡システムの中で最も重要な部分が硬性鏡管になります。処置の際には、この硬性鏡管を通常の挿管チューブの代わりに気管に挿入し、硬性鏡管の中を通じて換気と処置を行います。通常の

	軟性鏡	硬性鏡
麻酔	鎮静	全身麻酔
留置可能ステント	金属ステント 拡張性金属ステント	金属ステント シリコンステント シリコンステント

図1　硬性鏡と軟性鏡の違い

気管支鏡（軟性鏡）の方が操作性がよいため、実際には硬性鏡管を挿入後、軟性鏡も併せて用いることが一般的です。

　内視鏡下に腫瘍の焼灼や狭窄部位のバルーン拡張を行い、気道を開存させた後、内腔を維持するためステントを入れます。ステントには主に金属ステントとシリコンステントがありますが、気管分岐部に留置ができるのはY型のシリコンステントのみとなります。硬性鏡は、このシリコンステントを留置できることが一番のメリットです（図1）。

　しかしながら、この硬性鏡手技には専門的な技術と判断が必要となるため、限られた施設でしか行うことができないのが現状です。

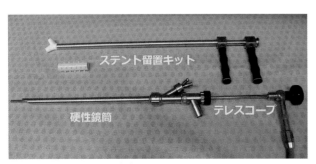

写真　硬性鏡システムの内容

硬性鏡治療導入のあゆみ

当院では2013年秋に硬性鏡治療を導入しました。導入に際し、医師2人が硬性鏡治療の先駆的施設である名古屋医療センターでそれぞれ2か月間研修し、多数の症例を経験し、技術と知識を学びました。当院での硬性鏡治療導入後、2019年7月までに49例（のべ56件）の症例を経験しました。現在では当院通院中の患者さんだけでなく、岐阜市をはじめとする近隣の病院からも、硬性鏡治療目的での紹介が多くなりました。

硬性鏡治療の実際

治療前日までに、麻酔科、循環器内科、心臓血管外科、臨床工学技士、看護師等と検討会を行い、治療方針を確認します。生じうる合併症や不測の事態に備えたバックアップのため、時には人工心肺の準備なども行います。

硬性鏡治療は手術室で、全身麻酔下に実施します。硬性鏡管を口元から気管に挿入し、気道を確保するとともに、その内腔から気管支鏡を入れます。病変部の確認の後、腫瘍の焼灼、狭窄部のバルーン拡張等処置を行います。ステント留置の際にはシリコンステントを適切な長さに成形し、ステント留置キットを用いて留置します。気道病変はさまざまであり、症例ごとに処置内容が異なります。時にはステントに側孔を開けたり、YステントとIステントを組み合わせたりと、最善を考え処置します（図2）。

手術後はICUに入室し、全身管理を行いますが、多くの場合、翌日には一般病棟に退室し、歩行や食事も可能です。

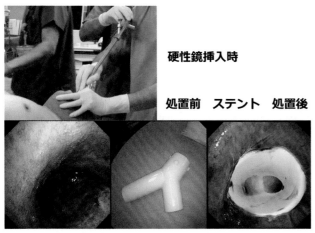

硬性鏡挿入時

処置前　ステント　処置後

図2　硬性鏡治療の実際

当院の治療成績

当院ではこれまでに、49例の症例、のべ56回の処置を実施しました。患者さんの年齢は平均66（25～86）歳。原因疾患は肺がんなどの呼吸器悪性腫瘍が37例（76%）と多く、食道がん5例、転移性肺腫瘍3例などでした。24例（49%）が他院から処置目的での紹介の症例です。

処置を要する部位は、気管のみが10例（20%）、気管分岐部を含む病変が20例（41%）、右主気管支のみ14例（29%）、左主気管支のみが5例（10%）でした。処置の内容は拡張術のみが5件、拡張術＋ステント留置術が47件、ステント抜去（ステント留置後、がん治療によりステントが不要となった症例）が4件です。気道狭窄の改善、呼吸困難の軽減などの治療効果が得られたのが54件（96%）で、2件が気道の拡張不能、早期の再狭窄のために治療効果が得られませんでした。

治療後には多くの症例で抗がん剤等の積極的な治療に入ることができ、長期に健在の患者さんもいます。また、高齢で積極的な抗がん剤治療等が困難であっても、自宅に退院し、自分らしく過ごす時間を確保できた患者さんもいました。

今後の展望

硬性鏡を用いた呼吸器インターベンション治療は生命の危機的状況を打開し、劇的に症状の軽減を計れる治療です。当院でこの治療を行うことができるのは、麻酔科、循環器内科、心臓血管外科、医療工学技士などの優れた技術と協力のおかげであり、この総合力こそが、当院のアドバンテージであると考えます。

この治療を必要とする患者さんに、できるだけ安全で効果的な治療を行えるよう、院内スタッフと連携しながら、私たちが日々の研鑽に励むとともに、若手医師が積極的に参加し、これらの手技が学べる貴重な場であり続けられるよう努めていきます。

心房細動、心室頻拍、発作性上室性頻拍など頻脈性不整脈の根治療法
カテーテルアブレーション

循環器内科　部長
もりしま　いつろう
森島 逸郎

拡大するカテーテルアブレーションの役割

　カテーテルアブレーション（経皮的カテーテル心筋焼灼術）は、カテーテルを用いて頻脈性不整脈の原因となる心筋組織に体外からエネルギーを加え、これを焼灼・破壊する治療法です。1987 年、現在主流となっている高周波をエネルギー源としたカテーテルアブレーションが開発され、国内では 1994 年に保険収載されました。当科では、1993 年に前院長の曽根孝仁が WPW 症候群に対して治療に成功して以来、2019 年 9 月現在、計 4,062 例の経験を積んできました。県下初、全国的に見ても早い段階から治療を導入しており、手術件数は年々拡大の一途です(図 1)。

　手術件数増加は、主として心房細動の治療件数の増加によります。一方、当科の特徴としては、心室性不整脈の治療件数も相対的に多く、Brugada 症候群などの致死性不整脈に対しても治療を導入していることが挙げられます。さらに当科は、不整脈専門医研修施設であり、当科で研修した不整脈専門医が、主として東海地区の病院においてメインオペレーターとしてカテーテルアブレーションを担当しています。

心房細動カテーテルアブレーション

　心房細動の症状は、動悸、めまい、易疲労感などさまざまです。一方、症状にかかわらず、脳梗塞、心不全、認知症の原因となりえます。心房細動は、発作性から持続性、そして永続性へと進行する疾患です。2000 年代前半までに限界が露呈した薬物療法に対して、カテーテルアブレーションによる洞調律維持効果は長期に有効であることが示されています。

　治療の根幹は、肺静脈の左房からの電気的隔離（肺静脈隔離術）です。当科は、2002 年に治療を開始し、治療件数は現在まで 2,259 例に上っています（図 1）。この発展普及には、私たち術者側の習熟に加え、新たに導入された技術革新が大きく寄与しています。3D ナビゲーションシステムにより、X 線透視を用いることなく、正確に心内のカテーテル位置情報が得られるようになっています(図 2)。アブレーションカテーテルも、イリゲーションシステムや、

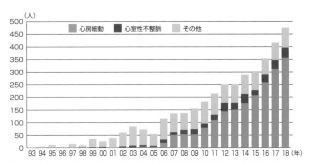

図1　カテーテルアブレーション件数の推移（1993 〜 2018 年）

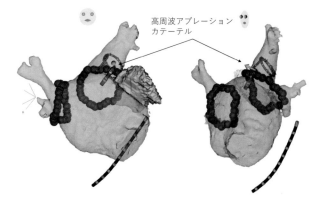

図2　3D マッピングによる高周波心房細動カテーテルアブレーション

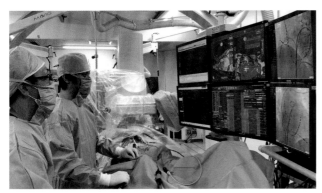

写真　EPラボ

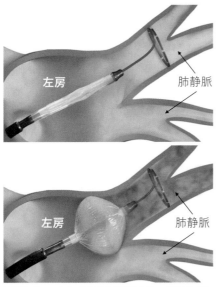

図3　冷凍凝固バルーンによる心房細動カテーテルアブレーション

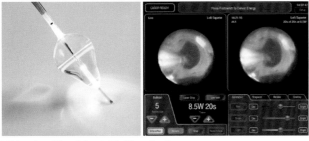

図4　レーザーバルーンアブレーション

コンタクトフォースセンサーが加わり、焼灼の安全性の向上、焼灼巣の客観的な視覚化が可能です。さらに、アブレーションの方法も多様化しています。2015年から冷凍凝固バルーンアブレーション（図3）、2017年から高周波ホットバルーンアブレーションと、1本の肺静脈を一括して隔離する手技も可能となりました。2019年から内視鏡的に肺静脈を見ながらレーザーを撃っていくレーザーバルーンアブレーションを導入しています（図4）。治療の安全性や有効性が年々高まるのに伴い、対象患者も、当初は若年発作性心房細動に限定していましたが、近年、持続性心房細動や、高齢者、心不全合併例などへ拡大しています。より多くの患者さんが恩恵を享受できるようになっています。

致死性不整脈カテーテルアブレーション：Brugada症候群

心室頻拍・心室細動など致死性不整脈の治療においても、カテーテルアブレーションは重要な治療オプションです。Brugada症候群は、12誘導心電図のV1からV3誘導における特徴的なST上昇と心室細動を主徴とする症候群です。日本人を含むアジア人の成人男性に多く、典型的には夜間睡眠中に突然死に至ります。心室細動既往例の治療の第一選択は、植込み型除細動器（ICD）となります。しかしながら、ICDは、心室細動を電気ショックで止める治療であり、心室細動の発症を抑えるものではありません。したがって、頻回に心室細動を繰り返す患者さんが、カテーテルアブレーションの適応となります。治療のターゲットは、右室流出路心外膜側に存在する病巣となるため、通常の経静脈的アプローチで心内膜側を焼灼するのではなく、心外膜アプローチ、すなわち、心窩部から経皮的に心囊内にカテーテルを挿入する新しい方法をとります。右室流出路心外膜側の遅延電位を焼灼することにより、心電図は正常化し、心室細動発作が起きなくなります（図5）。

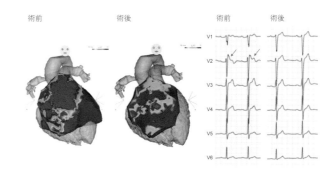

図5　Brugada症候群カテーテルアブレーション

カテーテルアブレーションは、循環器内科領域において、現在、急速に進歩を遂げ大きく普及しつつある治療法です。2012年から始まった不整脈認定専門医も2019年現在、全国で1,000人を超えましたが、まだまだ患者さんのニーズに十分応えるだけの陣容は整っていません。多くの若手医師の参入を望むところです。

エキシマレーザーカテーテルによる治療
急性冠症候群（ACS）

循環器内科　医長
森田 康弘
もりた　やすひろ

急性冠症候群とは

急性冠症候群（ACS）は、冠動脈粥腫（プラーク）の破綻とそれに伴う血栓形成により冠動脈内腔が急速に狭窄・閉塞し、心筋が虚血・壊死に陥る病態を示す症候群です。急性冠症候群の治療は再灌流療法が必須であり、いかに迅速に、確実に合併症なく血流を再開させるかがポイントになります。

エキシマレーザーとは

エキシマレーザー（Excimer Laser）とは、レーザー媒質に希ガスやハロゲンなどの混合ガスを用いる紫外線（UV）レーザーで、代表例として ArF エキシマレーザー（波長 193nm）、KrF エキシマレーザー（波長 248nm）、XeCl エキシマレーザー（波長 308nm）、XeF エキシマレーザー（波長 351nm）があります。

エキシマレーザーは、紫外領域のレーザーとしては例外的に高効率で発振でき、かつ装置を比較的小型にできる特長があり、工業や医療（レーシック、冠動脈形成、リード抜去）など、さまざまな分野で応用されています。医療用としては XeCl レーザーが使用されています。

冠動脈疾患とエキシマレーザー

当院では一般的なバルーンカテーテルによる拡張や、血栓吸引カテーテルによる血栓吸引に加えて、エキシマレーザーカテーテルによる血栓蒸散による再灌流を導入しています。

エキシマレーザーによる冠動脈治療（Excimer laser coronary angioplasty；ELCA）では分子結合の溶解（光

❶ 光化学的効果	❷ 光熱的効果	❸ 光力学的効果
分子結合の溶解	光熱エネルギーの産出	力学的エネルギーの創出

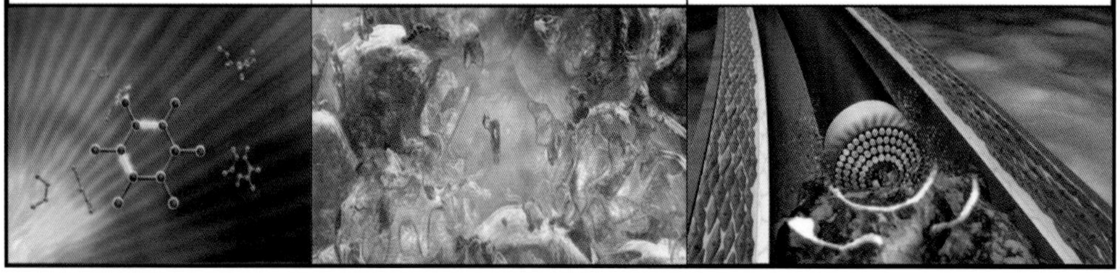

図1　エキシマレーザーカテーテルによる冠動脈プラーク除去の機序

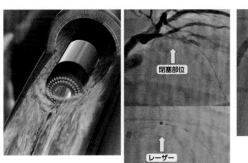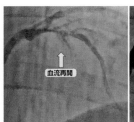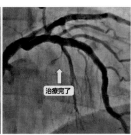

エキシマレーザーカテーテルによる治療で血栓が解け去り血流が再開しています。
その後安全にステント治療ができています。

図2　エキシマレーザーカテーテルによる冠動脈治療の実際

科学的効果）、光熱エネルギーの産出（光熱的効果）、力学的エネルギーの創出（光力学的効果）による蒸散で血栓およびプラークはガス、水分および赤血球（5〜7ミクロン）と同程度の微小片に分解されるので、末梢で塞栓する可能性が低く、安全に血管形成を行うことができます（図1）。

　もともとELCAは、①伏在静脈バイパスグラフトにある病変、②入口部病変、③長い病変（20mm以上）、④中程度の石灰化病変、⑤ガイドワイヤが疎通しうる完全閉塞病変、⑥PTCA不成功病変に有効とされていましたが急性冠症候群において、ステント留置前のELCAは血栓吸引より優れるという報告がなされ[*1]、急性冠症候群では重要な治療という認識が高まっています。

　特にステント留置後の血流に優れるという報告から、当院では急性冠症候群の治療では積極的にELCAを行っています（図2）。

エキシマレーザーのその他の活用

　エキシマレーザーを用いた手技としては、エキシマレーザーシースによるペースメーカー等の植え込み型心臓電気デバイスのリード抜去手術があります。植え込み型心臓電気デバイスは電池交換のための手術が必要であり、交換手術を繰り返すごとにデバイス感染のリスクが増大していきます[*2]。感染を起こした場合は、リードを含めてデバイス全体を抜去する必要があります。

　また、経年劣化によるリード断線のために新規リードの追加が必要なとき、すでに複数本のリードが留置されていて新規リードを追加できない場合は、心臓内に留置した

治療実績	2019年7月まで
急性冠症候群治療	334件
狭心症治療	178件
リード抜去	7件

図3　エキシマレーザーカテーテルおよびシースによる治療実績

古いリードを抜去する必要があります。留置後期間の経過したリードは心臓内に癒着しているため、その抜去には開心術が必要とされてきました。しかし、エキシマレーザーシースを用いることで癒着組織を蒸散させ、リードを経皮的に抜去することが可能となりました。

　当院でも2016年のエキシマレーザー導入後はELCAに加えてレーザーシースによるリード抜去も行っています（図3）。

【参考文献】
*1 Shishikura, D., et al., Vaporizing Thrombus With Excimer Laser Before Coronary Stenting Improves Myocardial Reperfusion in Acute Coronary Syndrome. Circulation Journal, 2013. 77 (6) : p. 1445-1452.

* 2 Olsen, T., et al., Incidence of device-related infection in 97 750 patients: clinical data from the complete Danish device-cohort (1982-2018). Eur Heart J, 2019. 40(23): p. 1862-1869.

TAVI（経カテーテル的大動脈弁留置術）
大動脈弁狭窄症

循環器内科　医長
高木 健督
（たかぎ　けんすけ）

はじめに

経カテーテル的大動脈弁留置術（Transcatheter aortic valve implantation：TAVI）は、周術期リスクが高く、外科的大動脈弁置換術（Surgical aortic valve replacement：SAVR）の適応とならない、もしくは高リスクな大動脈弁狭窄症患者群に対して、より侵襲の少ない治療として開発されてきました。2002 年にフランスのルーアン大学循環器内科の Cribier 教授によって第一例が施行されて以来、現在までに欧米を中心に世界中で 20 万例以上が治療されており、世界中で急速に進歩、普及しつつある治療法です。国内においても 2013 年 10 月に保険適用され、実施施設が拡大し、年間 7,000 例以上の治療が行われ、一般的に普及しつつあります。

大動脈弁狭窄症とは

大動脈弁狭窄症は、大動脈弁の開口部が狭くなり、左心室から大動脈への血流が妨害（閉塞）されている状態です。70 歳未満の人では、生まれつき弁が 2 枚しかない先天性 2 尖弁が多くを占めています。70 歳以上になると、最も一般的な原因は、加齢性変化の弁尖肥厚（大動脈弁硬化症）ですが、リウマチ熱によるリウマチ性大動脈弁狭窄症も認められます。

診断は聴診で心雑音が聴取され見つかることが多く、心臓超音波検査によって確定診断がされます。心臓超音波検査は体の表面から行う検査で患者さんの負担も少なく、

繰り返し行うことができるため、大動脈弁狭窄症の経時的な進行を知ることも可能です。心臓超音波検査によって観察する項目としては、弁尖の数、大動脈弁の動きや石灰化・癒着の程度、実際に弁が開くときの面積、弁を通過する血流速度、左心室の収縮する力や左室肥大の程度、大動脈弁以外の弁膜症の有無など多岐にわたり、これらの情報を統合して大動脈弁狭窄症の重症度を判断します。

代表的な症状は、体を動かしたときに胸の痛みを感じる狭心症、突然意識を失ってしまう失神、体動時の息苦しさや両足のむくみなどの心不全症状などがあります。こうした症状が出現した場合には、その後の経過は非常に急速で、数年以内に命を落とすことも多いとされており、早急な対応が必要です。また突然死を起こすこともあり、慎重な経過観察と適切なタイミングでの治療介入が重要です。

しかし、大動脈弁狭窄があっても多くの方は無症状のことが多く、狭窄の程度が進み心臓の余力がなくなって初めて、さまざまな症状が出るようになります。そのため、重症の大動脈弁狭窄症で上記のような自覚症状が出現した場合にはもちろん治療が必要ですし、無症状の時期であっても、定期的に弁の状態を把握することが重要になってきます。

大動脈弁狭窄症の治療の基本は、SAVR です。つまり、手術治療と TAVI が代表的な治療となります。手術の際には、胸を切開して心臓を露出し、狭窄している大動脈弁を切り取って、新しい弁に取り替えます。取り替える弁（人工弁）には、大きく分けて生体弁と機械弁があり、それぞれに長所と短所があることから、両者を使い分けて使用します。80 歳以上の高齢者や合併症のために外科的手術が適応とならない、もしくは中リスクな患者さんに対しては、

TAVIが第一選択となります。それ以外にも、薬物療法やバルーン大動脈形成術といった従来型の治療法もありますが、この治療法単独でその後手術をしないと、予後を改善しないことが分かっています。

国内における展開と当院の治療成績

2013年10月から、国内でもSapien XTが保険適用を受け、TAVIが始まりました。施設基準として、ハイブリッド室を備えていること、専門医数、冠動脈インターベンション（percutaneous coronary intervention：PCI）100例、AVR（aortic valve replacement）20例、ステントグラフト10例、経食道エコー200例などの年間症例数が含まれていることが条件とされています。当院では2015年12月にTAVIを開始していますが、現在までに全国169施設がTAVI実施施設として認可され、累積で10,000人以上の患者さんに対して治療が行われています（2019年8月末日現在）。

当院におけるTAVI治療成績をここでまとめてみます。

2019年8月末現在までに、159人の大動脈弁狭窄症の患者さんに対しTAVIを行いました。手術治療成功率は100%となっており、非常に良好な治療成績を収めています。また、初期治療は、治療成功率および院内死亡率、30日死亡率も良好な成績であり、国内でも最良の治療を提供できています。特にSAPIEN 3、Evolut™ PROといった新しいデバイスが使用できるようになってからは低侵襲化が進み、95%以上の患者さんに対して、①局所麻酔＋鎮静（挿管管理なしでの麻酔）をベースに、②穿刺（せんし）での治療を行っており、手術時間は30分から1時間で終えることができるようになりました。

現在、下肢からのTAVIが一般的となっており、当院において下肢アプローチで治療を行ったTAVI（143例）を、「表」にまとめました。治療した患者さんすべてにおいて治療は成功し、合併症はほとんど認めておりません。また、自宅で生活していた患者さんは、状態が悪くなって緊急で搬送された方を含めても、96.6%の方は症状が明らかに改善し、直接自宅へ元気に帰れたことは、年齢や患者さんの状態を考えると素晴らしい治療成績であると思われます。また、1年後にも88%の患者さんが生存しており（図）、平均年齢85歳で併存疾患が多い重症患者さんであったことを考えると、長期の治療効果は十分あると考えます。

症例数, n	143
手技成功率, n	143 (100%)
開胸への移行, n	0 (0%)
緊急PCPS, n	0 (0%)
院内死亡率, n	0 (0%)
30日死亡率, n	0 (0%)
PM, n	8 (5.6%)
脳梗塞, n	1 (0.7%)
主要血管合併症, n	4 (2.8%)

表　当院において下肢アプローチで治療を行ったTAVI（143例）

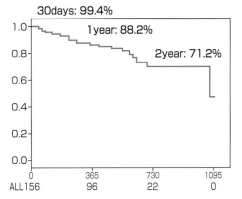

図　当院におけるTAVI治療成績（生存率）

今後の展開

現在、海外では手術リスクがない大動脈弁狭窄症の患者さんに対し、SAVRよりもTAVIの治療成績が良かったと報告がされており[1]、国内においても対象年齢が若くなることが予想されます。しかし、長期のTAVI後の治療成績については、ある程度のデータは揃っているものの[2]、10年の治療成績となるともう少し結果を待つ必要があります。そのため、現在のところ（2019年8月末日）80歳以上、または手術リスクが高い患者さんが治療対象になるものと思われます。大動脈弁逆流症に対する治療や、新しいデバイスの導入も予定されており、さらなる治療成績の改善が期待されています。当院では、その時点での手技成功や長期成績について真摯に受け止め、個々の患者さんにとって最適な治療法を、ハートチーム全員で議論し決定しています。

【参考文献】
1）Mack MJ, Leon MB, Thourani VH et al. Transcatheter Aortic-Valve Replacement with a Balloon-Expandable Valve in Low-Risk Patients. N Engl J Med 2019;380:1695-1705.
2）Sondergaard L, Ihlemann N, Capodanno D et al. Durability of Transcatheter and Surgical Bioprosthetic Aortic Valves in Patients at Lower Surgical Risk. J Am Coll Cardiol 2019;73:546-553.

多職種のアレルギーエデュケーターと取り組む
食物アレルギー

小児科　部長
ふじい　ひでひこ
藤井 秀比古

小児科　医長
しかの　ひろあき
鹿野 博明

地域における小児アレルギーセンターの役割を果たす

　当科は、長年小児アレルギーの診療に力を入れてきており、呼吸器内科とともに小児期から成人期までカバーする岐阜県のアレルギーセンターとして機能しています。小児のアレルギー専門医が2人在籍し、日本アレルギー学会の専門研修施設に認定されており、若手専門医の育成とともに、岐阜大学病院、長良医療センターなどのアレルギーセンター基幹施設とも連携して診療、研究にあたっています。

　小児アレルギー疾患は増加していますが、中でも食物アレルギーの患者さんが増加しています。2012年12月、東京都の学校給食によるアナフィラキシーショックの死亡例を契機に、全国的にも食物アレルギーの医療体制の整備が進みました。そのなかで当科の主な役割は、適切な時期

に、正確な食物アレルギーの診断を行うことと、アナフィラキシーなどの緊急対応です（図1）。

緊急の食物アレルギー症状に24時間365日対応する

　当院は24時間体制の高次救命救急センター（ER）を併設しており、ERを受診する患者さんの20%は小児例です。食物アレルギー疾患においても、局所の皮膚症状などの軽症から、誤食によるアナフィラキシーショックの重症例まで、さまざまな患者さんが受診しますが、特に緊急対応が必要なアナフィラキシー症例には、いつでも対応できる体制を整えています。

　2018年の当科のアレルギー外来について検討したところ、118人の方がアドレナリン自己注射を所持していました。その中の23人（19%）が、所持後も誤食等による食物アレルギー症状で来院しており、12人（10%）が院外でアドレナリン自己注射を使用していました（図2）。

食物負荷試験室の新設

　食物アレルギーに対応するためには、まず正確な診断が必要です。食事摂取の詳細な問診と血液検査を参考にしますが、確定診断には食物負荷試験が必要です。

　具体的には、まず疑いのある食物の目標摂取量を数回に分けて15分から30分間隔で摂取します。その後アレルギー症状がでないかどうか数時間観察します。大部分の方は安全に食べられますが、中には、アナフィラキシー症

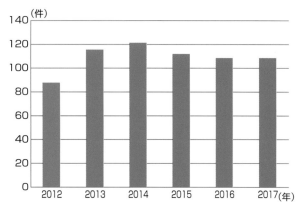

図1　年間負荷試験件数の推移

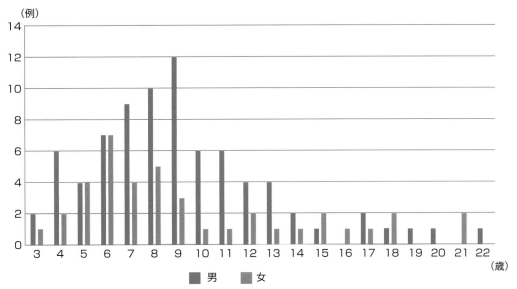

(例)

図2　アドレナリン自己注射製剤処方例

■ 男　　■ 女　　　　　　　　　　　　　　　　　　　　　　　(歳)

状が誘発される患者さんもあり、そのために十分な安全性を確保できる施設で行うことがガイドラインでも推奨されています。

　当院では、アナフィラキシーなどの緊急時にも迅速に対応できるように、酸素吸入、緊急薬剤、医療用ベッド、ナースコールシステムを常備した負荷検査室を、アメニティーにも配慮した小児病棟のフロアに新設しました。病棟の専門スタッフも配置し十分な安全性を担保した上で、検査を希望する患者さんに適切な時期に検査を行うことが可能になりました。

多職種のアレルギーエデュケーターと取り組む食物アレルギー診療

　増加する小児アレルギー疾患に対応するため、全国で医師、薬剤師、看護師、管理栄養士など、多職種で診療に取り組む小児アレルギーエデュケーター認定制度が始まっています。

　当院では本年度より、病棟薬剤師が資格を取得し、活動を開始しています。一定の臨床経験と難関な試験を突破する必要がありますので、小児アレルギーエデュケーターの資格をもった薬剤師は、全国で53人しかおらず貴重な存在です。さらに当院では、小児病棟担当の看護師、管理栄養士も取得準備に入りました。

地域への食物アレルギーの啓蒙活動

　当院は高度急性期病院であるとともに、地域の子どもたちを守る地域支援病院としての役割を担う必要があります。2014年から県医師会の依頼を受けて、地域の小中学校教諭に対して食物アレルギー・アナフィラキシー対応講習会の講師を務めてきました。

　また2019年度は、保育園の食物アレルギーについて、大垣市こども支援課の幹部職員と意見交換を行いました。

その他のアレルギー疾患について

　小児気管支喘息は、ステロイド吸入療法の普及により、コントロールがよくなってきました。しかし未だ一定数ある難治例の管理や、プライマリーケア医が行う軽〜中等症のコントロールの精度管理のために病診連携の重要性が増しています。

　鼻アレルギーに対しては、成人例の有効性が示された舌下免疫療法が小児へも適応が広がりました。

　アトピー性皮膚炎の管理は、食物アレルギーの予防に重要なであることが最近分かってきており、これらの疾患分野も、他の診療科と連携して取り組んでいます。

biopsychosocial model で行う小児診療
小児への心理発達ケア

小児科　部長
ふじい　ひでひこ
藤井　秀比古

公認心理師との協同によるbiopsychosocialな小児医療を急性期病院でもカバーする

これからの小児診療は、従来の生物医学的（biological）な課題への対応に加えて、子どものこころの問題への対応、発達障がい児の支援、成育環境と疾患への配慮など生物・心理社会医学的 (biopsychosocial) な捉え方が必要となってきています。この方向性は急性期病院でも例外ではありません。当院は 2011 年から小児科医（子どものこころ専門医）と臨床心理士（公認心理師）を配置し、外来および入院例に対応してきました。小児専任の公認心理師は、小児医療療育センターでは配置が進んでいますが、急性期病院で同様の対応ができるところは、全国的にもまだ少ないのが現状です（写真１）。

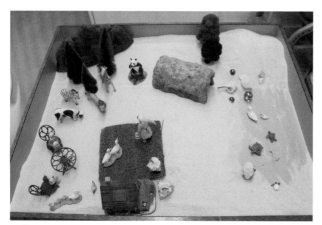

写真1　箱庭作品の1例

入院例における biopsychosocial の捉え方の重要性

さまざまな身体症状症（診察や検査では身体異常や検査結果などの所見がなく、一方で、症状そのものや症状に伴う苦痛、不安によって、生活に支障が生じている状態）を呈して心理的な介入が必要な患者さんは増えており、長期入院を余儀なくされる場合もあります。これらの患者さんへの対応には、biopsychosocial を考慮した医療が必要であり、子どもの発達心理を熟知する公認心理師の参画が必須です。

　1例を紹介します。Kさん、4歳女児。食事中に肉が
のど
喉につまったことを契機に、経口摂取が全くできなくなったため入院となりました。消化器系、咽喉頭系に異常がなく、原因として心理的要因が考えられました。そこで、子
いんこうとう
どものこころ専門医の指導のもと、言語療法士による嚥下
えんげ
トレーニング、管理栄養士による栄養評価を行うとともに、公認心理師が介入しました。そして母親の子育ての大変さを支持し、患児の遊びを通した素直な気持ちの表現を引き出すことに成功しました。体重の減少と脱水症が進み、経管栄養治療が必要になる寸前でしたが、経管栄養を導入することなく軽快に至りました。

　このように biopsychosocial な小児疾患を多職種で集学的に治療することが必要な時代になってきたのです（写真2）。

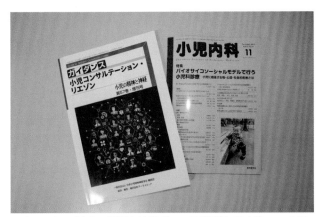

写真2　左／『小児の精神と神経 第57号増刊号 ガイダンス：小児コンサルテーション・リエゾン』（日本小児精神神経学会、2017年）
右／『小児内科 第51巻 第11号 バイオサイコソーシャルモデルで行う小児科診療』（小児内科編集委員会編（株式会社 東京医学社、2019年）

子どもコンサルテーション・リエゾン活動

当院は、小児循環器科、新生児科が独立した診療科として、2次医療圏を超えて重症患者を受け入れてきた歴史があります。最近、重篤な慢性疾患を持つ小児への心理発達ケアが課題となっていますが、小児循環器専門医、新生児科医から心理社会的な側面から評価してほしいという依頼を受け対応しています（子どもコンサルテーション・リエゾン）。

1,500g未満の極低出生体重児の生命予後は向上しましたが、行動発達の予後には注意を要します。就学時に「落ち着きがない」「読み書きが苦手」など発達行動の問題を指摘される例では、地域にどのような支援のリソースがあるかをふまえて、適切な時期に地域の支援につないでいくことが重要です。彼らNICU卒業生の発育発達評価を依頼されることも増えています。

子どものこころ専門医と公認心理師が、母子への面接を通して評価し、支援をすることにより、小児循環器科医、新生児科医が専門診療に専心できることにもつながります。

地域連携による発達障がいの診療

発達に偏りがあり、医療機関を受診する子どもは増加の一途であり、小さな困り感を持つ例も含めると、10%にも上るとの調査（杉山ら）[1]があります。今や発達障がい診療は小児医療の中でもcommon disease（一般的な病気）になりつつありますが、患者さんの数に比べて、発達を診る小児科医、児童精神科医は圧倒的に不足しているのが現状です。

当院は高度急性期病院であるとともに、地域の子どもたちを守る地域支援病院としての役割を担うために、発達障がい診療にも、早くから対応してきました。

発達障がいの診断には、詳細な成育歴を伺い、適切な発達心理検査を行う必要があり、公認心理師の参画が必須な領域です。また地域の療育、教育施設、かかりつけ医との連携が特に重要な分野でもあります。当院の医師が、大垣市就学支援委員として活動しています。地域医療支援ネットワーク（OMネット）により、子どもの心相談医のかかりつけ医との連携も進んでいます（表）。

ERにおいてもbiopsychosocialな小児疾患を見逃さない

当院のような24時間体制の高次救命救急センター(ER)を併設する病院では、身体症状を有する小児が頭痛、腹痛、全身倦怠感（けんたいかん）など、さまざまな主訴で来院します。当院のER受診者の20%は小児例であり、小児が救急車で来院することは日常的な光景となっています。

緊急入院した患児の中に、その原因が発達の偏りや、情緒的な問題に起因する例がまれではありません。また最近激増しているこども虐待への対応も重要です。高度急性期病院でもbiopsychosocialな側面から対応できる体制づくりを行っていきます。

【参考文献】
1）『講座 子どもの診療科』、杉山登志郎、株式会社講談社、2009年

(件)

症例	2018年	2017年	2016年	2015年	2014年
心身症	33	20	24	15	28
知的障害	63	29	36	43	17
自閉症スペクトラム障害	24	30	48	52	48
注意欠陥多動性障害（AD／HD）	49	45	57	35	34
その他（検査など）	29	13	15	45	24
合計	198	137	180	190	151

表　公認心理師が対応した症例の年次推移

早産児に対する、より肺にやさしい呼吸管理
早産児、新生児呼吸窮迫症候群、慢性肺疾患

第二小児科　医長
たちばな　たかし
立花 貴史

INSURE メソッド

大垣市民病院新生児集中治療室（NICU）は、西濃医療圏の新生児医療の基幹病院です。年間200人前後の病的新生児の治療を行っていますが、その中で一番多いのは、在胎37週未満で出生した早産児です。

早産児は各種臓器が未熟なままで出生するため、さまざまなサポートを要することが多いです。NICUではその子の病態に応じて、呼吸・循環・神経系・腎臓（じんぞう）・消化管などすべての臓器に対応した全身管理を行っています（写真1）。

特に出生体重が1,500g未満の極低出生体重児（ごくていしゅっせいたいじゅうじ）や1,000g未満の超低出生体重児（ちょうていしゅっせいたいじゅうじ）は臓器の未熟性が強く、臓器の成熟や体重の増加を待つために3〜4か月前後の入院を要します。その間、未熟な赤ちゃんの管理で要となるのが呼吸管理です。

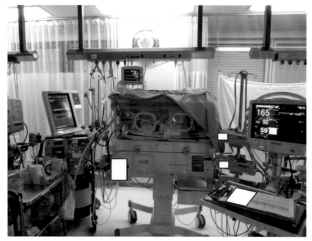

写真2　人工呼吸器による呼吸管理

満期で生まれた赤ちゃんは当たり前のように呼吸をしますが、極低出生体重児や超低出生体重児の赤ちゃんは肺や呼吸中枢が未熟なため、十分に呼吸ができないことがあります。その場合、一定期間人工呼吸器で呼吸サポートをする必要があります（写真2）。

また、生まれた直後に呼吸がうまくできないのは、肺が未熟で十分に拡張できないことが原因の場合があり、このような病態を新生児呼吸窮迫症候群（しんせいじこきゅうきゅうはくしょうこうぐん）（RDS）といいます。RDSの治療は、未熟な肺が拡張できるように、肺の中にサーファクタントという薬を投与することで劇的に改善することが多いです。

INSUREとは、Intubation（挿管）、Surfactant（サーファクタント投与）、Extubation（抜管）の頭文字からなる造語です。

サーファクタントは挿管しなければ投与することはできず、従来はサーファクタント投与を行ったあとも挿管したままで人工呼吸を継続していました。INSUREメソッドは、サーファクタント投与後すぐに抜管し、人工呼吸器を使用せずに呼吸サポートする方法です（写真3）。ここ数年の間に国内のNICUにも広がってきている方法で、当院でも積極的にINSUREメソッドを取り入れています。

INSUREメソッドの利点は、挿管して人工呼吸器を使用した場合に起こる合併症（呼吸器関連肺炎、慢性肺疾患など）を減らせることが挙げられます。ただし未熟性が強い場合やRDSの症状が強い場合は、INSUREメソッドが成功しない場合があり、当科では最適な症例を十分検討した上で、安全に治療が行えるように努めています。

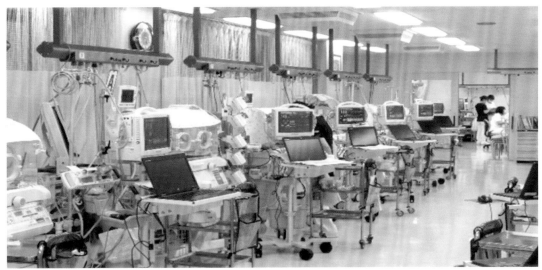

写真1　NICU 全景

NAVA

　前述したように、早産児では、INSURE メソッドで早期に人工呼吸管理から離脱できる赤ちゃんもいますが、特に超低出生体重児では1〜2か月ほどの長期間人工呼吸器のサポートが必要となる赤ちゃんも多くいます。

　人工呼吸器でのサポートをより自然に、赤ちゃんの負担にならないように行うための工夫が NAVA（Neurally Adjusted Ventilatory Assist：神経調節換気補助）です。これは鼻から胃の中に入れたチューブで横隔膜の電気活動を検出し、赤ちゃんの呼吸に同調して呼吸補助を行う方法です。

　NAVA の利点は、自発呼吸への同期性が良いこと、呼吸努力に応じて呼吸補助の強さが変化すること（余計な吸

気圧をかけない）、横隔膜などの呼吸筋の廃用を防止することです。私たち新生児科医にとって、より理想的な人工呼吸サポートが期待でき、人工呼吸期間を短くすることで慢性肺疾患を減らすことが期待できます。

　欠点として、横隔膜の電気活動を検出するために特別なチューブが必要で、センサーを細かく位置調節する必要があること、横隔膜の電気活動をしっかり検出できないとうまく呼吸サポートできないことなどがあり、日々工夫をしながらより良い人工呼吸サポートを目指しています。

　以上のように、非生理的な人工呼吸サポートをできるだけ減らし、できるだけ赤ちゃんに負担のかからない人工呼吸サポートを行うことで、早産児のより良い呼吸予後、生命予後に寄与できるように努力しています。

【参考文献】
・『周産期医学必修知識』Vol.46 増刊号：576-578、大曽根義輝、東京医学社、2016 年
・『日本新生児成育医学会雑誌』30（3）：752、前田剛志、2018 年
・『人工呼吸』29（2）Web 版、高橋大二郎、2012 年

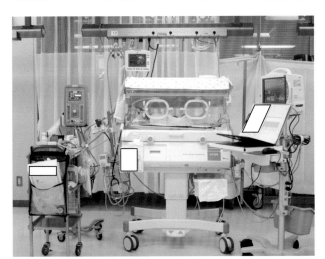

写真3　経鼻陽圧換気による呼吸管理

豊富な肝臓・胆道・膵臓の手術実績

肝臓・胆管・膵臓の腫瘍

外科・消化器外科　部長

まえだ　あつゆき
前田 敦行

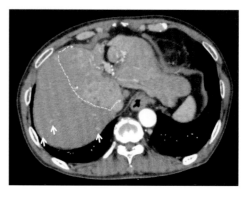

図2　大きな肝臓がん（わずかに白い部分）を切除し（破線）、小さな病変に内科的治療を加える（白い病変、矢印）

県下では他の追従を許さない経験数

　当院の肝臓・胆道・膵臓手術（胆石は除く）の経験数は『週刊朝日』の調査によれば、全国で50位前後です。東海地区はこの領域の手術が特に盛んですが、その地域では第4〜5位です。もちろん岐阜県では他の追従を許さない単独1位で、2018年には合計152件の肝臓切除と膵臓切除を実施しました（図1）。

　肝臓の手術の対象となる病気には、主に原発性肝がんと転移性肝がん、肝内胆管がんがあります。B型やC型肝炎の内科的治療成績がよくなり、これらの病気からの肝臓がん発生が著しく減少しました。反対に、国内では脂肪肝が急増し、突然進行がんで発見されることも多くなってきました。このような患者さんは内科的治療のみでは良くなることはなく、大きな腫瘍を切除して残りの小さな病変を薬で治療するという複合的なアプローチが必要です（図2）。大きな腫瘍の場合は出血もしやすく、経験と高度な

技術が必要となります。

　最近、多くなりつつあるのは転移性肝臓がんの治療で、大腸や胃から肝臓へ転移した腫瘍の手術になります。当院の胃がんや大腸がんの手術経験数は、『週間朝日』の調査結果では10〜15位とされています。これらの病気が進行した場合、肝臓への転移は珍しくなく、根治を目的とした外科切除が必要となる患者さんも多くいます。特に大腸がんに対する抗がん剤治療は、この約20年間でめざましい進歩をとげ、以前は余命半年といわれていた患者さんの予後も、平均3年半となりました。

　私たちは消化器内科医師と協力しあいながら、抗がん剤と外科切除のブレンド的アプローチを多用しています（conversion surgery）。つまり発見時は切除の不可能な進行がんでも、抗がん剤で小さくし切除可能なタイミングを見計らって肝切除を実施しています（図3）。その結果、8年くらいの長期生存の患者さんもみられるようになりました。ただし、このような場合は複雑な肝切除になることが多く、やはり経験と高度な技術が必要となります。特に抗がん剤で「ダメージを受けている患者さんと肝臓」に対する手術なので、通常よりも注意が必要となります。根治性を高めるために血管を切除し、再建するという複雑な手術も積極的に行っています（図4）。

　膵臓の手術も消化器系の手術では複雑な操作が必要と

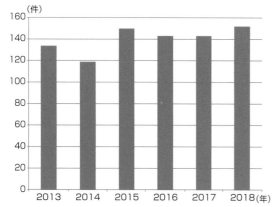

図1　肝臓胆道膵臓手術数の最近の推移

書　名	大垣市民病院 強さの秘訣

1　この本をどこでお知りになりましたか

①新聞記事（新聞名　　　　　　　　　）　　②雑誌記事（雑誌名　　　　　　　　　　）

③テレビ・ラジオ（番組名　　　　　　　）　　　④書店で見て

⑤病院で見て　　　　　　　　　　　　　⑥人にすすめられて

⑦その他　（　　　　　　　　　　　　　　　　　　　　　　　　　　　　　　）

2　この本をお買い求めになった動機を教えてください　（複数可）

①大垣市民病院に通院・入院しているから

②以前、大垣市民病院に通院・入院していたから　③治療方法を知りたいから

④健康情報に興味があるから　　　　　　　⑤セカンドオピニオンの参考にしたいから

⑥その他　（　　　　　　　　　　　　　　　　　　　　　　　　　　　　　　）

3　この本に対する評価をお聞かせください

情報量	多い	適当	少ない
読みやすさ	読みやすい	どちらでもない	読みにくい
表紙デザイン	良い	普通	悪い
タイトル	良い	普通	悪い
価格	安い	ちょうど良い	高い

4　参考になった項目を教えてください

5　大垣市民病院にご意見・ご要望がありましたらお書きください

6　病気や治療方法などで知りたいことがありましたら教えてください

7　この本についてのご意見やご感想、健康や医療に関して興味のあることを教えてください

料金受取人払郵便

高輪局承認

1572

差出有効期間
令和4年1月
31日まで

郵便はがき

1088790

211

東京都港区芝4-3-5　ファースト岡田ビル5F

バリューメディカル

「大垣市民病院 強さの秘訣」編集部 行

□□□-□□□□	ご住所	
		男　女
ふりがな お名前		Eメール アドレス	
お電話 番　号	(　　　)　　—	年齢	歳
職　業	1. 会社員　2. 管理職・会社役員　3. 公務員・団体職員　4. 自営業　5. 主婦 6. シルバー世代　7. 自由業　8. 医療従事者　9. 学生　10. その他（　　　）		
今回お買い上げの書店名	市区 町村	書店	

バリューメディカルでは、今後の企画の参考にするために、お客様にアンケートへのご協力をお願いしています。ご回答いただいた内容は、お名前、ご住所、ご連絡先などのお客様を特定できる部分を除いて集計し、統計資料として利用させていただきます。はがきは集計後速やかに断裁し、6カ月を超えて保有することはありません。

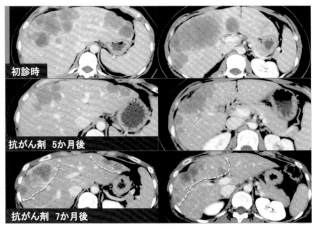

図3　多発肝転移に対して抗がん剤使用し、縮小させてから切除する（破線）。

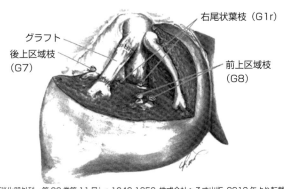

（『消化器外科　第33巻第11号』、p.1649-1659、株式会社へるす出版、2010年より転載）

図4　右肝静脈を再建する肝切除

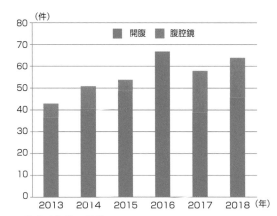

図5　膵臓手術数の推移

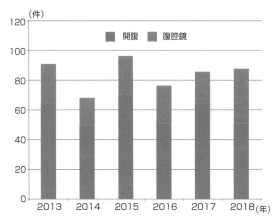

図6　肝臓手術数の推移

されます。最近では膵がんの患者さんが増加し、国内における罹患率が4位となりました。根治性の可能性のある唯一の治療法は手術であり、がんの取り残しのないようにするため、大きな手術が必要になることが多いです。当初は切除の難しい膵がんでも、転移性肝臓がんと同様に積極的に抗がん剤を使用し、縮小させてから手術をすることが増えてきました。

　当院では、年間60〜65件の膵臓切除を実施し、その中で40〜45件が膵頭十二指腸切除という複雑な手術が必要となっています（図5）。また、門脈や動脈などの血管再建の必要な場合においても、根治性を求めて積極的に行っており、約60%の患者さんで血管再建を実施しています。

県内で唯一施設認可を受けている
腹腔鏡下複雑肝切除・膵頭十二指腸切除

　胃や大腸の腹腔鏡（ふくくうきょう）手術は広く行われるようになりましたが、肝臓・膵臓の手術は厳しい条件をクリアした施設のみが認可を受けます。年間の手術実績、腹腔鏡手術の実績、消化器外科学会の専門医認定配置などです。肝臓の複雑なあるいは大きな切除（亜区域、区域、葉切除）と膵臓の膵頭十二指腸切除は施設指定の対象であり、2019年8月現在県下では当院が認可を受けている唯一の施設です。また腹腔鏡下膵頭十二指腸切除を2019年末までに50例実施し、日本膵臓内視鏡外科研究会の登録では全国で3位でした。

　肝臓切除、膵臓切除は消化器外科の中では大きな手術ですが、病状によっては低侵襲（ていしんしゅう）の腹腔鏡手術が従来の開腹手術にまさる場合もあります。2013年頃には腹腔鏡手術の占める割合は20〜25%程度でしたが、2018年には36%まで増加してきました（図5、6）。

【参考文献】
・週刊朝日ムック『手術数でわかるいい病院』2016、2017、2018
・日本膵臓内視鏡外科研究会報告

軽いフットワークで腹部救急手術に対応する
急性腹症・腹部救急

外科・消化器外科　部長
まえ　だ　あつゆき
前田　敦行

24時間体制で対応する 急性腹症・腹部救急

　突如として急激な腹痛が起こり、急性の経過をとる疾患を、総じて急性腹症・腹部救急といいます。かつては適切な診断の困難な疾患が多かったのですが、CTなどの画像診断の解像度が進歩し、診断能力も改善しました。しかし、迅速な対応を要求されることは変わりありません。

　当院は救急センターを擁し、地域の救急医療を支え、外科はセンター部と緊密な連絡を取りあい、24時間体制で患者さんに対応しています。対象となる主な疾患は消化管穿孔（せんこう）、腸閉塞（ちょうへいそく）（イレウス）、虫垂炎（ちゅうすいえん）、胆嚢（たんのう）などがあり、鑑別するべき他の疾患としては婦人科疾患、泌尿器科疾患などがあげられます。

　日本全国の問題ですが、地域における医療人の不足から緊急手術の行えない施設の多い中、私たちは若いスタッフの軽快なフットワークで腹部救急手術に対応しています。治療開始が遅れれば、生命に危険の及ぶこともありますが、仮に危機的でなかった場合も患者さんの苦しむ時間が長くなり、手術後の回復も時間がかかったりします。

　虫垂炎、胆嚢炎の患者さんが夜間受診されても翌日まで手術開始を延期する施設がほとんどですが、私たちはすぐに手術を行います。また胆嚢炎に対しては多くの場合、緊急腹腔鏡（ふくくうきょう）手術で対処しています。

確立され検証し続ける 大垣式腸閉塞（イレウス）の診断と治療

　腸閉塞（イレウス）も原因によっては致死的な場合もあり、緊急対応の望まれる病態もあります。腸閉塞の診断・治療のアルゴリズムは時代とともに流行り廃れがあり、施設や医師にとってもまちまちなため、どの方法がベストであるか不明なのが現状です。

　当院では、腸閉塞の原因を絞扼性（こうやくせい）と非絞扼性に大別し、前者に対しては即刻手術を行っています。後者と診断された場合は胃管を留置後、造影剤（ガストログラフィン）で消化管透視を行い、その結果を5時間以内に4型に分類し、手術あるいは保存的治療を選択しています（図）。また、救急でイレウスと診断された患者さんはすべて外科が診ており、診断・治療の遅れがないように努め、治療成績の向上につなげています。

　閉塞性大腸がん（大腸がんによる腸閉塞）は近年、大腸がんが増加するとともに、腸閉塞で発症することも頻回になってきました。がんで細くなった部分に金属ステントを入れて内腔を拡張したり、肛門から減圧チューブを挿入して、後日手術する待機的手法をとる施設が国内ではほとんどです。これらの方法は穿孔の可能性が決して低くはなく、また患者さんが身体的・精神的に苦しむ時間も長くなり、結果的には入院日数の延長、医療費の上昇につながります。

　当院では、閉塞性大腸がんも即刻緊急手術の対象としています。そのアプローチ方法の紹介とともに短期（術後合

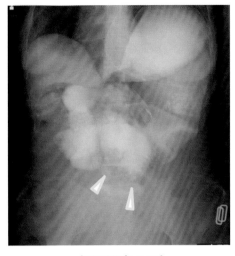
小腸閉塞Ⅰ型

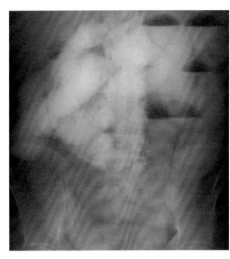
小腸停滞　Ⅱ型

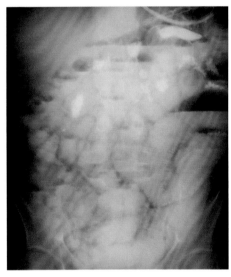
結腸移行　Ⅲa型

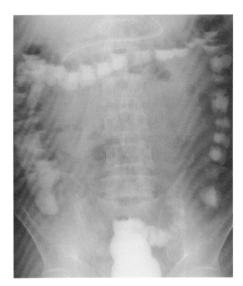
結腸移行　Ⅲb型

図　消化管透視による腸閉塞（イレウス）診断。大腸まで流れない場合は手術を選択する

併症）、長期成績（生存率）ついても良好であることを報告しています。高齢化と多様化の進む中、私たちの提唱するシンプルな方法の需要はますます増えてくると考えます。

急性腹症・腹部救急に対する学術活動

　自分たちの診断・治療法が適切であるかを検証し、世間に発表し、評価にさらされることは重要なことです。急性腹症は当院外科のテーマの一つであり、『急性腹症の診断と治療』（蜂須賀喜多男、中野哲ら共著、医学図書出版、1987 年）と『救急診療の実際』（同共著、廣川書店、1989 年）

を、腸閉塞の診断と治療については『臨床外科クリニック　イレウス治療』（蜂須賀喜多男、磯谷正敏共著、医学書院、1991 年）の各書籍を、上梓しています。

　前述した腸閉塞治療に対しては、Surgery. 162(1), 139-146, 2017 で Mori H. et al. が、閉塞性大腸がんの一期的手術については、World J Surg. 39(9), 2336-42, 2015 で Otsuka S. et al. が、また胆嚢炎については、Updates Surg. 68(4) 377-383, 2016 で Onoe S. et al. が発表し、良い成績であることを報告しています。

外科医として重要なこと
多くの臨床経験と学術活動の重要性

外科　医長
たかやま ゆういち
高山 祐一

独自の方法で安全性と有用性を世界に発信した腹腔鏡下消化器手術

　2010年から導入された腹腔鏡手術は、2019年8月現在で胃切除術は765例（幽門側胃切除術DG／458例、噴門側胃切除術PG／54例、胃全摘術TG／199例、部分切除術／46例）、大腸手術は943例となりました。通常の腹腔鏡手術は3人（術者、助手、スコピスト）で施行し、術者・助手は両手で鉗子を操作、スコピストは両手で内視鏡操作に専念します。そのため、多くの場合5ポートで行われます。

　しかし当院では導入初期から、スコピストも内視鏡ポートのすぐ隣に留置したポートから挿入した吸引管を操作し、術野の洗浄や吸引・視野展開の補助を行い、手術時間の短縮・安全性の向上に努めてきました（写真）。その結果、手術時間はDG／2時間38分、PG／3時間9分、TG／3時間18分、合併症（CD分類 grade ≧ II）はDG／8.0％、PG／22％、TG／30％と、短時間で安全に施行されています。

　この結果を、DGは *J Laparoendosc Surg Tech A 2017; 27: 726-732*、PGは *Asian J Endosc Surg 2018; 11: 329-336*、TGは *J Gastric Cancer 2019; 19: 290-300* に論文発表し、世界からも一定の評価を得ています。また、これら難手術である胃がん手術の幽門下郭清の一部分は、若手外科医が術者になる前の第一段階の教育として、積極的に施行する機会を設けています。そして、上級医が吸引管で手術をコントロールすることで、安全かつ予後を損なわずに

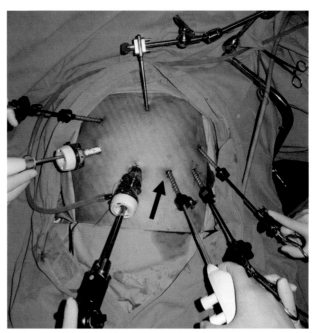

写真　ポートセッティング
矢頭／カメラポートの隣に留置された5mmポート。
このポートより吸引管が挿入され、スコピストの右手で操作される

施行できており、若手教育にも非常に力を入れています。

オーダーメイド医療（個別化医療）で患者満足度の高い鼠径ヘルニア手術

　鼠径部ヘルニアは、外科医にとって歴史的にみて最も古くから治療の対象となった疾患であり、最初に経験する手術の1つで、症例数が多く、しかも意外に難しい手術です。術式も、Bassini法やMcVay法、iliopubic tract repairなどの従来法、Lichtenstein法やmesh plug法、PHS法などの前方アプローチによるメッシュを用いた

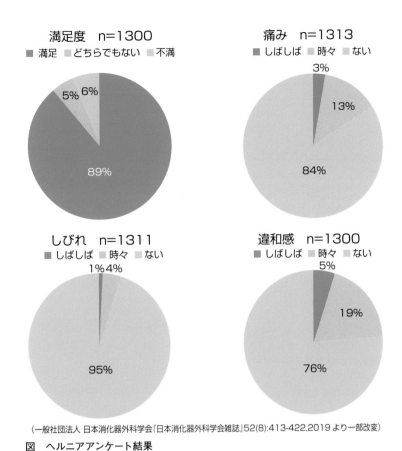

満足度　n=1300
■満足　■どちらでもない　■不満
89%
5% 6%

痛み　n=1313
■しばしば　■時々　■ない
3%
13%
84%

しびれ　n=1311
■しばしば　■時々　■ない
1% 4%
95%

違和感　n=1300
■しばしば　■時々　■ない
5%
19%
76%

（一般社団法人 日本消化器外科学会『日本消化器外科学会雑誌』52(8):413-422,2019 より一部改変）

図　ヘルニアアンケート結果

tension free 法があります。そして近年では、腹腔鏡下鼠径ヘルニア手術（TAPP）が導入されています。

　従来法から tension free 法に代わることで、再発率の低下・創部の突っ張り、痛みの減少などがみられ、また腹腔鏡手術の導入で、整容性の向上、創部痛のさらなる減少、早期社会復帰が可能であるといわれています。

　当院でも 2010 年から TAPP を導入し、毎年 250 例以上の鼠径部ヘルニア手術を行っています。術式に関しては、嵌頓ヘルニアで腸管切除を要した場合はメッシュを用いない従来法、高齢者で手術リスクの高い患者には前方アプローチ tension free 法、それ以外は TAPP で施行しています。今回 2008 年 1 月から 2016 年 12 月までに当院で手術を施行した鼠径部ヘルニア（1,936 例、2,160 病変）を対象に、治療成績をまとめるとともにアンケート調査を行い、論文を発表しました（『日本消化器外科学会雑誌』. 2019;52(8):413-422）。

　結果として、再発率は tension free 法3.3%、従来法0.9%、TAPP0.8%と、日本内視鏡外科学会からの報告と比べて低く、アンケートでも痛みは 16%、しびれは 5 %、違和感は 24%の患者さんに認められ、手術に対する満足度も 89%と高く、私たちも納得のいく結果が得られています（図）。

多数の学会発表と論文発表

　外科医である以上、手術をして多くの患者さんの命を救うことは当然のことです。しかしそれとともに、これらの治療成績・稀有な症例の治療経験、さらには有用と思われる手術手技を学会や論文に報告し、世の中の医療レベルの向上に寄与することも責務です。

　当院は、西濃地区の基幹病院、がん拠点病院であり、全国的にも手術件数は多数に及んでいます。また、名古屋大学腫瘍外科関連の病院で最も手術を行っている病院でもあり、これらの責務を果たさなければなりません。そして実際に、名古屋大学腫瘍外科関連の病院で、最も多くの学会発表、論文発表を行っています。

　2018年は全国学会50件、地方学会24件、外国学会 5 件、日本語論文 7 編、英語論文 3 編であり、英語論文は 2014年から 2019 年の間に 30 編発表しています。臨床だけでなく、学術活動にも力を入れ、また若手外科医への論文・学術活動の指導教育も積極的に行い、その責務を十分果たしています。

脳梗塞

超急性期脳梗塞治療および血管内治療

脳神経外科　医長
今井　資
いまい　たすく

脳梗塞とは

脳梗塞は、脳を栄養する血管が血の塊（血栓）などによって詰まる疾患ですが、詰まる血管の太さ、部位により症状はさまざまです。典型的な症状は、突然体の半分が痺れる（感覚障害）、動かしにくさ（運動麻痺）、話しにくさ（構音障害、失語）で、目の見えにくさ（視野障害、黒内障）や異常行動などを発症することもあります。また太い血管が急に詰まった場合は、特にその神経症状の程度が強く、共同偏視（両目が一方向を向いたままの状態）や意識障害を呈することもあります。太い血管が閉塞する重症型脳梗塞は、寝たきりとなる方も多く、最悪の場合死に至ります。

以前は、脳梗塞を発症すると、さらなる脳梗塞を予防するためのサラサラの薬（抗血栓薬）を投与する「予防的治療」が主体で、治療により症状を改善させることはできず、リハビリテーションを行うしかありませんでした。

しかし、実は脳梗塞は血管が詰まった瞬間に脳梗塞が完成する訳ではなく、詰まってから脳梗塞完成までに「少しの時間差」があります。この「少しの時間差」に着目し、脳梗塞が完成する前に脳の血流を回復させ、劇的に症状を改善させる治療（超急性期脳梗塞治療）が近年急速に発達し、患者さんの症状改善や救命に大きく貢献しています。超急性期脳梗塞治療には脳血栓溶解療法（t-PA 静注療法）

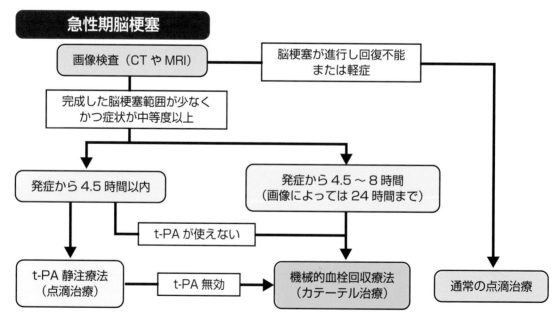

図1　急性期脳梗塞の治療フローチャート

と機械的血栓回収療法（血管内治療）があり、それぞれ適応が異なります（図1）。

脳血栓溶解療法（t-PA 静注療法）

「t-PA」という非常に強力なサラサラの薬を点滴から行い、脳血管に詰まった血栓を溶かします。中等症以上の脳梗塞が適応で、発症から4時間半以内に投与されることが原則です。ただし、過去に脳出血を起こした方や数か月以内に大きな手術を受けた方などは使用できないなど、治療適応に制限があります。

機械的血栓回収療法（血管内治療）

カテーテルにより詰まった血栓を取り除く手術法で、主に太ももの付け根の血管から行います。脳を栄養する太い血管が詰まった最重症型脳梗塞の患者さんに適応されます（図2）。血栓を吸引するカテーテルと、ステント型血栓回収デバイスという、血栓を絡め取るカテーテルの2種類があります。

近年、この治療の有効性が示されてから世界的に急速に広まっており、国内でも日本脳卒中学会のガイドラインで強く推奨され、t-PA 静注療法との併用で高い効果を上げています。

機械的血栓回収療法の利点は、t-PA が発症から4時間半までの投与が原則なのに対して、その適応時間が長く、かつ t-PA で溶かしきれない大きな血栓も除去が可能なこ

とです。当院では発症から8時間以内、または24時間前までに異常がなかった患者さんのうち、MRI などの画像診断で治療が有効と考えられる場合に適応しています。

非常に有効な機械的血栓回収療法ですが、実施できるのは日本脳神経血管内治療学会の専門医、あるいはそれに準ずる技術を持つ医師のみであり、都市部に偏りがちなのが現状で、全国どこでもこの治療が受けられるようにすることが課題です。当院では、この治療を脳神経外科の脳血管内治療チームで行っており、2018年度は年間33件実施し、岐阜県でトップの治療件数を誇ります。

早期受診が重要

超急性期脳梗塞治療は、発症してから治療開始までが早いほど、患者さんの術後経過も有効とされています。そのため、いつでも、少しでも早くこれらの治療を提供するため、当院では2018年より脳神経外科・神経内科・救急科・総合内科が中心となって、西濃地区で唯一の脳卒中当直を設置し、超急性期脳梗塞治療に精通した医師が24時間365日院内に常駐することで、どのような患者さんも例外なく受け入れ、迅速に対応できる体制を整えています。

脳梗塞は、多くの場合痛みを伴わないため、「様子を見ていれば治るのでは」「寝たら良くなるだろう」と考えている患者さんが多いのも事実で、来院までに時間がかかってしまい、この治療が受けられなくなることもあります。少しでもおかしいと感じたら、速やかに専門医のいる医療機関を受診することが重要です。

また心房細動などの不整脈があると、心臓の中で血液がよどみ血栓ができやすく、重症型の脳梗塞になりやすい傾向があるため、循環器内科で治療を受けておくことが重要です。さらには、脳梗塞に限らず脳卒中一般においては、高血圧や高脂血症、糖尿病などを早期に治療することも大切です。

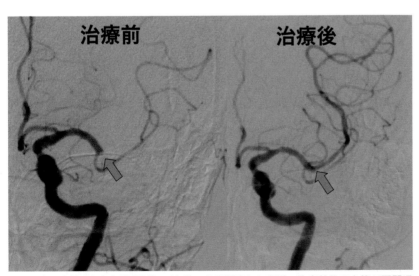

図2　太い血管（左中大脳動脈）が血栓により閉塞した症例。治療前後で血管が再開通していることが分かります

神経内視鏡手術による治療例
脳腫瘍、頭部外傷

脳神経外科　部長
まき ひで き
槇 英樹

経鼻内視鏡手術

　下垂体腺腫は、脳下垂体というホルモンをつくるところにできる良性腫瘍です。当院でも 2011 年から内視鏡による経鼻的手術を行っています。鼻から 4mm の太さの内視鏡を入れて、腫瘍をとります。「図1」に示した患者さんは、40 歳代の女性です。腫瘍は 3cm で、右海綿静脈洞に浸潤していましたが、幸い腫瘍は柔らかく、すべて取ることができました。術後 4 年経ち、再発はありません。

脳腫瘍（錐体斜台部髄膜腫、類表皮嚢胞など）の頭蓋底手術

　脳腫瘍の多くは、頭蓋骨をはずして腫瘍を取る手術（開頭腫瘍摘出術）を行います。錐体斜台部髄膜腫や三叉神経鞘腫といった腫瘍では、前経錐体到達法（anterior petrosal approach）といった頭蓋底手術で腫瘍を摘出します。8 時間以上かかる難手術になりますが、当院ではこういった手術も行っています。
　類表皮嚢胞（epidermoid）も同様の頭蓋底手術を行いますが、再発しやすいことが知られています。特に、神経や血管の裏側に腫瘍被膜が癒着しており、これを取り残す

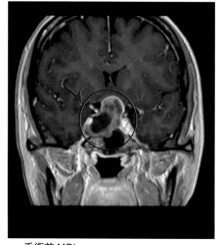 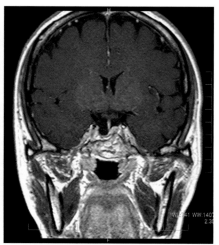

a　手術前 MRI　　　　　　　　b　手術後 MRI

図1　下垂体腺腫手術

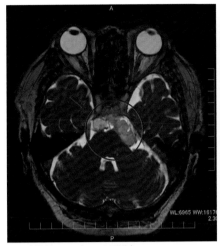
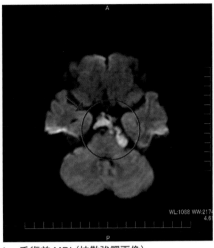
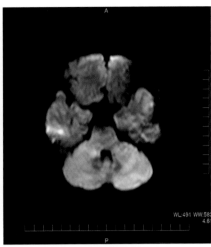

a 手術前 MRI（CISS 画像）　　　b 手術前 MRI（拡散強調画像）　　　c 手術後 MRI（拡散強調画像）

図2　類表皮嚢胞手術

と腫瘍が再発しやすくなります。当院では、頭蓋底アプローチに加え、内視鏡を組み合わせることによって、通常の手術で死角となる神経や血管の裏側の腫瘍被膜も可及的に摘出し、再発率を下げる取り組みをしています。

「図2」は、60歳代の、類表皮嚢胞の患者さんです。MRIの拡散強調画像で、腫瘍は白く写っています。術後のMRIでは、腫瘍がほぼ取りきれているのが分かります。

頭部外傷

従来、入院が必用となる頭部外傷（急性硬膜下血腫、脳挫傷）は交通事故によるものが多い傾向がありました。しかし交通安全が啓蒙され、自動車の安全装備が充実する

と、交通事故による頭部外傷は減少し、代わりに高齢化社会と相まって、80歳以上の高齢者が転倒して入院することが増えています。このような患者さんは、心臓や腎臓に持病があり、ワルファリンなどの抗凝固薬（俗に言う血液さらさらの薬）を飲んでいることも多くあります。

頭部外傷では、これまでは全身麻酔で、頭蓋骨を大きくはずす、開頭血腫除去術を行っていました。しかし高齢者で心臓病があり、抗凝固薬を内服していると、体への負担が大きくなります。そういった患者さんには、全身麻酔ではなく、静脈麻酔を行い、頭蓋骨に小さく穴をあけて、内視鏡で血腫をとることによって傷を小さくし、体の負担を軽減して、術後の全身合併症を減らす工夫をしています（図3）。

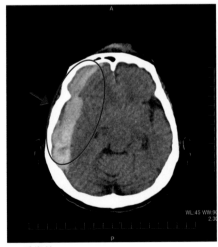
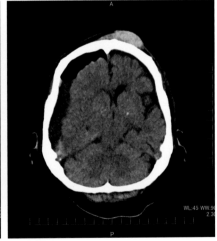

a　手術前　　　　　　　　　　b　手術後

図3　急性硬膜下血腫手術

増加する治療適応——人工血管置換術とステントグラフト内挿術

大動脈瘤

心臓血管外科　医長
よこて　じゅん
横手 淳

心臓血管外科　部長
よこやま　ゆきふさ
横山 幸房

大動脈解離

心臓から拍出された血液を直接受け止める大動脈の壁は、血管の内側から、内膜、中膜、外膜の３層で構成されています。この３層のうち、内膜の一部に亀裂が入り、中膜が２層に剥離することで、本来血液が流れていた腔（真腔）とは別に、大動脈壁内に新たな血液が流れる腔（偽腔）が形成され、大動脈が動脈走行に沿ってある長さで二腔になっている状態を「大動脈解離」といいます（図１）。原因には、高血圧症や脂質代謝異常症、糖尿病などに基づく動脈硬化症、二尖大動脈弁やMarfan症候群などの先天性疾患、外傷などがありますが、多くは動脈硬化症に伴います。患者さんは男性に多く、ほとんどが40歳以上の中高年の方となっています。

典型的な症状は、解離の進行に伴って移動する、胸部から背部に至る突発的な激しい痛みです。しかし、解離が狭い範囲で収まるなどした場合、痛みを感じることなく無症状で経過することもまれにあります。また、広がった偽腔に真腔が圧迫されることで本来の血流が障害され、腹痛や手足の痛み、失神などの意識障害、狭心症症状を起こすなど、さまざまな症状を呈する可能性があります。診断には 超音波検査ならびに造影CT検査が有用です。大動脈解離は発症から48時間以内の死亡率が高いとされており、早急な治療の開始が必要です。

治療には、解離した大動脈を人工血管に置換する外科的治療と、降圧剤などを用いて厳重な血圧管理を行う内科的治療があり、解離の範囲や偽腔内血流の状態、合併症の有無などから最適な治療適応を判断します。内科的治療を選択した場合でも、早期に偽腔径が増大する、あるいは偽腔開存型へ進行する場合があり、当院では、発症から１週間は集中治療室での厳重な管理を行うこととしています。発症翌日、１週間後、３週間後には造影CT検査を行って偽腔の変化を評価し、必要であればすみやかに外科的治療へ移行しています。

真性大動脈瘤

大動脈壁の一部が局所的に拡張した場合、もしくは全周性に直径が正常の1.5倍を超えて拡大した場合（胸部大動脈で45mm、腹部大動脈で30mm）を「大動脈瘤」といいます。原因には、高血圧症や脂質代謝異常症、糖尿病などに基づく動脈硬化症、外傷、感染、炎症などがありますが、多くは動脈硬化症に伴います。患者さんは男性に多く、発症のピークは男性で70歳代、女性で80歳代と推定され

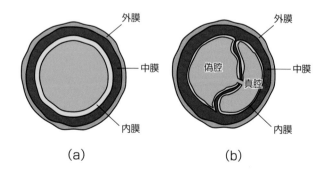

図1　(a)正常の大動脈と(b)解離した大動脈を輪切りにしたイラスト。中膜が裂けて偽腔が形成され、真腔を圧迫している

ています。[*2]

　自覚症状のないことが多く、健診のX線写真や他疾患の精査中にたまたま発見されることがよくあります。瘤径が拡大してくると、胸部大動脈瘤では嗄声（声のかすれ）や飲み込みにくさ、腹部大動脈瘤では腹満感、便秘などを呈することがあります。また腹部大動脈瘤の場合、拍動する腫瘤を触れることで気づくこともあります。

　破裂あるいは解離の発症予防、動脈瘤由来の末梢塞栓予防、動脈瘤による凝固障害の予防が外科的治療の目的となります。大動脈瘤と診断されてもすぐに手術とすることはなく、半年から1年ごとにCTや超音波で検査します。全身状態や手術侵襲を勘案して、CT上の最大短径が、胸部では50〜60mm、腹部では45〜50mmよりも大きくなると、人工血管置換術やステントグラフト内挿術などの侵襲的な治療の適応を考慮します。

治療と遠隔期

　胸部大動脈の人工血管置換術は、人工心肺装置を用いた体外循環下に、体温を28〜20℃まで下げて行います。手術侵襲は比較的大きな手術となりますが、手術手技や人工血管の改良で手術成績は向上してきています。

　これに対して、ステントグラフト内挿術は、足の付け根から太い管を血管内に留置し、その管を通して折りたたんだ人工血管を瘤化した大動脈内まで進めて行うため、比較的低侵襲に行うことができます。大動脈の形態からすべてをステントグラフトで治療することはできませんが、高齢などで人工心肺装置を用いた手術を諦めていた患者さんにも治療適応が広げられています（図2）。

　2016年度1年間で、国内で行われた胸部大動脈瘤、大動脈解離に対する人工血管置換術あるいはステントグラフト内挿術は19,078例で、年々増加傾向にあります。[*3]

　腹部大動脈瘤に対しても、人工血管置換術もしくはステントグラフト内挿術を行います。前者では瘤を切除できますが、お腹に大きな傷を必要とします。対して後者では、足の付け根から太い管を刺すための局所麻酔だけで可能な場合もありますが、瘤を残したままとなり、長期的に問題となることがあります。瘤の形態や患者さんの全身状態を考慮しながら、どちらの治療を行うかを決めていきます。

　拡大あるいは解離した大動脈を、すべて人工血管に置換できない場合が往々にしてあります。また、解離に対す

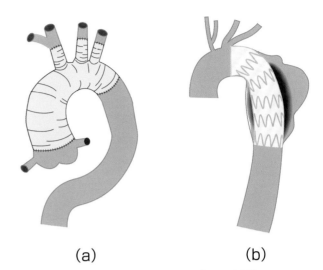

(a)　　　　　　　　　　(b)

図2　(a)人工血管置換術と (b)ステントグラフト内挿術

る内科的治療においても、偽腔が消失せずに残る場合がしばしばあります。これらに対して、早期にステントグラフトを留置することで、偽腔の縮小・消失（大動脈リモデリング）が促進されるとされており、今後の治療成績向上が得られると考えています。[*4]

　しかし、いずれにおいても、残った大動脈や偽腔の径拡大あるいは大動脈の再解離を予防するため、塩分を控えめにした食事を摂る、適度な運動を心がける、禁煙する、きちんと内服するなど、日頃からの厳重な血圧管理が重要となります。

【参考文献】
*1　Hagan PG, Nienaber CA, Isselbacher EM, et al. The International Registry of Acute Aortic dissection (IRAD)：new insights into old disease. JAMA. 2000; 283: 897-903

*2　Conrad MF, Crawford RS, Kwolek CJ, et al. Aortic Remodeling after Endovascular Repair of Acute Complicated type B Aortic Dissection. J Vasc Surg 2009; 50: 510-517

*3　『大動脈瘤・大動脈解離診療ガイドライン（2011年版）』（日本循環器学会）

*4　Hideyuki S, Shunsuke E, Shoji N, et al. Thoracic and Cardiovascular Surgery in Japan during 2016 – annuak report by the Japanese Association for Thoracic Surgery. Gen Thorac Cardiovasc Surg. 2019; 67: 377-411

単孔式胸腔鏡手術（U-VATS）
肺がん

呼吸器外科　部長
しげみつ　きくお
重光　希公生

はじめに

きょうくうきょう
胸腔鏡手術（Video-assisted Thoracic Surgery: VATS
＝バッツ）とは、小さな切開創から胸腔内の手術をするこ
きず
とです。大きく切開する開胸手術と比較して、VATS には
患者さんの術後の痛みが少なく回復が速いという利点があ
ります。また術者にも、テレビモニターで術野を拡大視で
きることや、その同じ画像を助手や麻酔医とも共有するこ
とで、手術の精度や安全性が高まるという利点があります。
当院で採用している単孔式胸腔鏡手術（Uniportal VATS、
以後 U-VATS）とは、文字通り、患者さんの胸に開けられ
た 1 つの小さな孔（ポート）のみから胸腔内の手術を行

う術式です（図 A）。ほかの多くの病院で行われている多
孔式胸腔鏡手術（Multiport VATS、以後 M-VATS、図 B）
や一部の病院でのロボット支援手術（図 C）では複数個の
ポートが設置されます。それらに比べると、U-VATS は患
者さんに最も優しい術式といえます。

当院の VATS

私が当院に赴任した 2002 年、手術室に置いてあった内
視鏡は、無名の会社製のお粗末なものでした。翌年に本式
の内視鏡システムが導入され、そこから VATS による手
術数が急増しました。内視鏡システムもアナログからデジ
タルへ、そして現在のフル・ハイビジョンへと、三代の更
新を経ています。VATS が日本に普及し始めた
20 年程前はその定義は曖昧で、開胸手術
でもカメラで補助さえすれば VATS と呼ばれ
ていました（現在では、皮膚切開 8 cm 以下
のものを VATS と呼びます）。当院でも、当
初は 8 〜 10cm の小開胸を置き別のポート
からカメラを入れて手術をしていましたが、
次第に傷を小さくして M-VATS（図 B）に
落ち着き、2018 年 10 月までこの方式でし
た。同年 11 月に U-VATS（図 A）に移行し、
今日に至っています。この 15 年間の VATS
は 2,000 件（うち、肺がん 750 件）を超え、
現在当科手術の 7 割弱が VATS です。

A: U-VATS

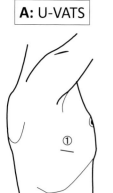

①第 5 肋間前方 4 cm ポート

B: M-VATS

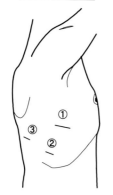

①第 5 肋間前方 4-6cm ポート
②第 7 肋間中央 1.5cm ポート
③第 7 肋間後方 1.5cm ポート

C: ロボット支援手術

①第 8 肋間後方 1.2cm ポート
②第 8 肋間中後方 1.2cm ポート
③第 8 肋間中央 1.2cm ポート
④第 7 肋間前方 1.2cm ポート
⑤第 5 肋間前方 1.2cm ポート
→ 4 cm 切開（肺を取り出すため）

図　胸腔鏡手術のポート位置

U-VATS

1つのポートから肺葉を切除するこの術式は、2011年スペイン人医師ゴンザレス氏によって発表されました。現在アジアに急速に広まってきていますが、国内でU-VATSを導入している施設は、当院を含めまだ数えるほどしかありません。VATSでは日本が世界をリードしてきたことから、多くの施設でM-VATSが行われています。国内でもU-VATSへの関心は高いのですが、単孔という縛りからか、その導入はためらわれているという状況です。当科ではスタッフをゴンザレス氏の元へ派遣して直接技術を学び取り、2018年11月にU-VATSを導入しました。

U-VATSの対象疾患は肺がん、転移性肺腫瘍、自然気胸、肺の炎症性疾患などです。肺がんに対してはU-VATS導入からの11か月間に、この術式で80件以上の手術を行いました。基本的には、病期進行度Ⅰ期の末梢型肺がん（肺の根元より端の方に発生した肺がんで、リンパ節転移のないもの）に適応されます。

まず患者さんを全身麻酔にかけ、術側を上にした側臥位にします。第5肋間に4cmの皮膚切開を入れ、筋肉を丁寧に分けて肋間を切開し、そこに専用の創部被覆材を装着してポートとします。患者さんの背中側から助手がカメラを入れ、腹側から術者が器具を操作し肺を切除します（写真1上）。肺は心臓から絶えず大量の血流を供給されており、小さな損傷でも多く出血しますから、肺の根元を剥き出して血管や気管支を処理するには、非常に繊細な器具操作が要求されます。

コツの1つとして、器具同士の干渉を避けるため、左右の器具を交差させて操作します（写真1下）。 M-VATSと比較すると、明らかにU-VATSの手術時間は短く（平均126分）、術後の痛みが少ないという結果でした。一方で出血量（中央値5ml）、合併症に差はありませんでした。術後の痛みが少ない理由の第一は、単一肋間の小さな傷1つで済むことですが、そのことは手術直前に行う局所麻酔による除痛にも有利に働いています。手術時間が短いのは、この術式が目にあたるカメラが上にあり器具を操作する手が下にあるという人間工学的に理にかなっているということもありますが、当科医師の技能の高さの証でもあると自負しています。患者さんは術後翌日もしくは2日目に離床し、6日目に退院します。「写真2」はU-VATSで右肺葉

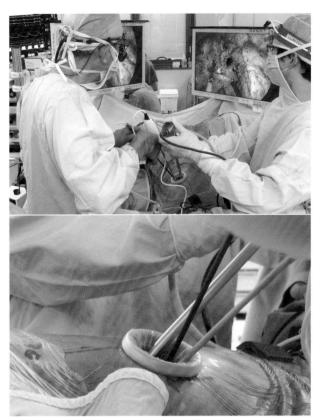

写真1　U-VATS手術の様子

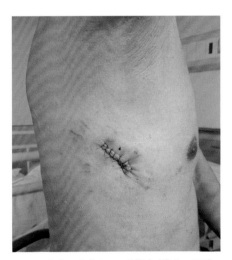

写真2　U-VATS術後の患者さんの手術痕（術後2日目）

切除術を受けた患者さんの術後2日目の手術痕です。

私たちは今、ポートの皮膚切開を少し広げること（6cm）で、U-VATSの適応をⅡ期やⅢ期肺がんにも拡大することに取り組んでいます。さらに、自然気胸に対しては、最小2.5cmのポートで手術を行っています。また、内視鏡の4Kシステムへの更新を控えていますが、そうなれば、手術の質と安全性がさらに高められると期待しています。

ナビゲーションを使用した人工膝関節置換術
変形性膝関節症

整形外科　副院長
小林　正明
（こばやし　まさあき）

変形性膝関節症の治療

変形性膝関節症（へんけいせいひざかんせつしょう）は、年齢とともに関節軟骨が徐々にすり減ってきて、膝の腫れ、膝痛、曲げ伸ばしの制限をきたす病気です。進んでくると、階段の昇り降りが痛みのためにできなくなり、さらに歩くときも痛みが出てきて、生活が不自由になってきます。

治療としては、変形が軽いうちは、保存的治療（手術以外の治療）として、運動療法（膝を伸ばす筋肉の強化、プール歩行）、装具療法（足底板、サポーター）、体重の減量、膝痛に対しては、薬物療法（痛み止めの内服、外用薬、ヒアルロン酸関節内注射）などを行います。

保存的治療をしても、変形が進んできて症状も重くなると、手術が必要になります。

手術を受けて、もう一度楽に歩けるようになろう！

変形性膝関節症に対する手術には次のようなものがあります。

① 関節鏡

これは膝関節の内視鏡です。主としてクッションの役割をしている半月板が痛んだり、痛んできた関節軟骨が脱落して引っかかる症状があるときに有効です。

② 骨切り術

骨を切ってO脚を治すことにより、膝の内側ばかり体重がかかっていることを改善する手術です。変形が少なく、年齢が比較的若いとき（60歳未満）に行われます。

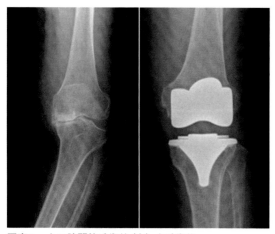

写真1　人工膝関節手術前（左）と手術後

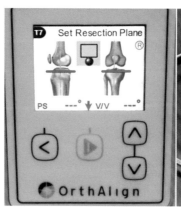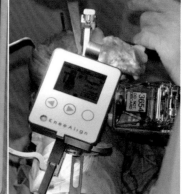

ナビゲーション本体　　　　術中写真

写真2　ナビゲーション

③ 人工膝関節置換術

　膝の動く部分のすり減った軟骨や変形した骨を手術で取り除き、金属とプラスティックに入れ替えて、新しい関節をつくる手術です。膝の痛みはほとんどなくなります。また、O脚も治り、歩行、階段の昇り降りも楽になります（写真1）。

ナビゲーションを使った 人工膝関節置換術

　人工膝関節の手術をするときには、骨を予定通り正確に切る必要があります。正確に骨を切るために、各種手術道具が考えられています。そのうちの1つにポータブルナビゲーションシステムがあります（写真2）。コンピューターを内蔵した手のひらより少し小さい装置を手術中に膝に装着、大腿骨と脛骨の位置を認識して、それぞれの骨に対して、予定通りの骨切りができるように画面を見ながら調節してから骨を切ります。

　当院では、このナビゲーションを使用しており、より正確な手術を施行して、患者さんの満足度が高くなるように努めています。

　また当院では高齢化が進んでおり、人工膝関節置換術

が多くなっています（図1、2）。重い内科的病気がなければ、ある程度の病気（高血圧、糖尿病、心疾患等）があっても、内科の先生の協力により手術することが可能です。当院の変形性膝関節症に対する人工膝関節を行った患者さんの平均年齢は76歳で、最高年齢は89歳です。

　膝関節痛で困っている方は、整形外科専門医に相談することをお勧めします。

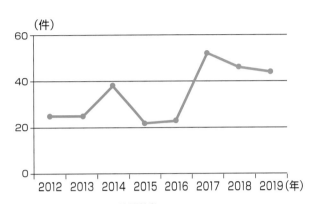

図1　当院における人工膝関節数

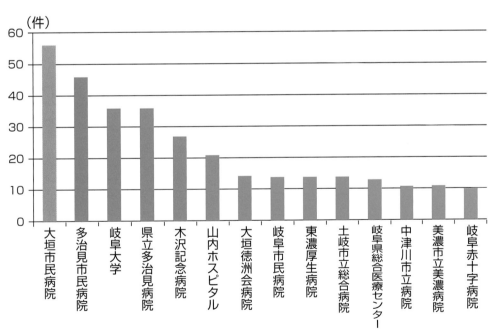

図2　岐阜県内2017年度人工膝関節数
（DPC対象病院のみ、実数と異なることがあります）

骨盤骨折治療には各専門科の協力が必要
高エネルギー外傷に起因する骨盤骨折治療

整形外科 医長
石田 智裕
（いしだ ともひろ）

はじめに

骨折の原因にはさまざまなものがあります。転倒によるもの、事故や転落、墜落などによるもの、がんの転移や骨粗しょう症によるものがあります。その中で、事故や転落、墜落など、力の大きな外力が体に加わることで生じる外傷を高エネルギー外傷と呼びます（表）。

高エネルギー外傷とその他の外傷との大きな違いは、体幹部（背骨や骨盤など体の中心に近いところ）の骨折が多いこと、いろいろな部分に同時に骨折が起こること、脳や内臓、血管損傷を合併していることなどがあります。このような高エネルギー外傷に伴う骨盤骨折治療についてお話しします。

高エネルギー外傷受傷から手術までの流れ

高エネルギー外傷では、体の多部位の骨折が起きます。それだけでなく、脳損傷や内臓損傷を合併することがあります。損傷部位が増えれば増えるほど、出血が多くなるため、血圧が低くなります。このような場合、整形外科のみでは治療することができません。

まず救急医が血圧の管理や出血のコントロールを行い、全身の損傷部位を特定します。その後、損傷部位に応じて各専門科が治療を行います。昔は、骨折治療は後回しになっていました。命に大きく関わることはないからです。しかし、それにより命は助かっても寝たきりになったり、関節

- 高所墜落
- 自動車事故
  - 同乗者の死亡
  - 車の横転
  - 車から放り出された
  - 車が高度に損傷している
- 歩行者・自転車が車に衝突された
- 車に轢かれた
- 転倒したバイクと運転者の距離：大
- 機械器具に巻き込まれた
- 体幹部が挟まれた

（日本外傷学会外傷初期診療ガイドライン改訂第4版編集委員会編『改訂第4版外傷初期診療ガイドラインJATEC』、株式会社へるす出版、2012年より転載）

表　高エネルギー事故の例

の動きが悪くなり、元どおりの生活に戻れないことが多くありました（機能予後の不良）。

そこで、近年、救急医が全身管理をしつつ、各専門科が適切な時期に適切な治療を行うことで機能予後を改善し、受傷前の生活に可能な限り戻れるような治療を実施するようになりました。

当院では、高エネルギー外傷を受傷した患者さんはまず救急外来に来院し、そこで救急医が全身を診察、検査を行います。

骨盤骨折を受傷していると、骨折しているところからの出血や内臓損傷よる出血で血圧が低くなっていることがあります。救急医が輸血を行いますが、輸血のみでは血圧が上がらないことがあります。そういった場合、骨盤骨折部周囲の血管に細い管（カテーテル）を挿入し、造影剤で出血しているところを確認し、出血部位をコイルを用いて詰めて出血を止める方法や、お腹を開け、直接出血してい

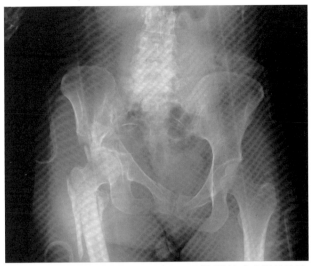

写真1　手術前／墜落外傷にて受傷した骨盤骨折と右大腿骨骨折。ほかに脳挫傷、顔面外傷、上腕骨骨折、踵骨骨折を合併

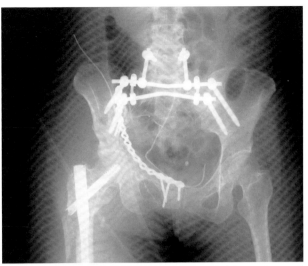

写真2　手術後／救命医を中心に各専門医にて全身管理を行い、受傷後10日で手術を行いました

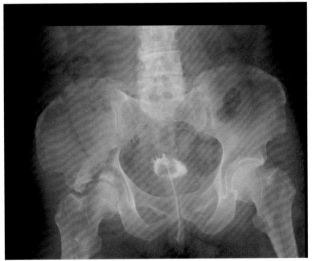

写真3　手術前／交通事故で受傷した骨盤骨折。右寛骨臼と左仙腸関節に損傷を認めます

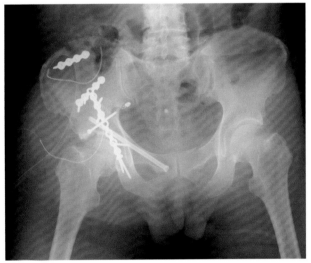

写真4　手術後／骨盤以外の合併損傷はなく、受傷後4日で手術を行うことができました

る部位をガーゼで押さえて出血を減らす方法があります。

　このような方法を用いながら、患者さんの全身状態の改善を図り、骨盤骨折の手術ができる状態にしていきますが、骨折治療にはタイムリミット（約2週間。骨折したところが時間が経つとくっついてしまい、手術しても戻せなくなるため）があるため、各専門医が協力して可能な限り早く全身状態の改善を行います。

骨盤骨折の手術について

　当院では、骨盤骨折は基本的に手術加療を行っています。ベッド上で安静にしなければいけない期間を少しでも短くするためです。ベッド上での安静が続くことで、肺炎、

下肢静脈血栓による肺塞栓症、筋肉の萎縮や関節の拘縮が起きるため、それを予防します。

　骨盤骨折の手術は、整形外科の手術の中でも特に危険度の高い手術です。傷が大きく長時間かかるため、感染が起きる危険性、骨折部や血管から大量に出血する危険性、内臓を傷つける危険性があります。

　こんな危険な手術をなぜしなければならないのでしょうか。それは、手術を行わなければ、けがをする前の状態に戻ることがほぼ不可能となるからです。私たちは日々、患者さんが元どおりの状態に戻り、仕事や日常生活に困らないようにするために、手術を行っています（写真1〜4）。

生物学的製剤による治療
尋常性乾癬

皮膚科　部長
高木　肇
（たかぎ　はじめ）

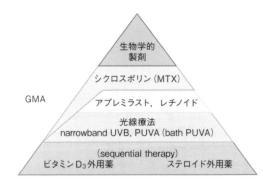

（『Visual Dermatology Vol.16 No.9』、飯塚 ― 「乾癬治療のピラミッド計画 2017」、学研メディカル秀潤社、2017 年より転載）

図　治療の考え方

尋常性乾癬とは

尋常性乾癬（じんじょうせいかんせん）は炎症性角化症という皮膚疾患の1つで、肘頭（ひじがしら）・膝頭（ひざがしら）・頭皮などの好発部位を中心として、全身に紅斑・銀白色雲母状の鱗屑（りんせつ）（かさかさ）を生じ、時に痒みを強くともなう慢性疾患です。湿疹や脂漏性皮膚炎（しろうせいひふえん）（ふけ症）などと思われている場合もあり、多くの患者さんがいる病気です。非リウマチ性関節炎を合併したり、全身の膿疱・発熱を生じるタイプもあります。

病因は不明ですが、遺伝的素因が基盤にあると考えられています。また、感染症・糖尿病・メタボリック症候群・薬剤・ストレスなどが発症・悪化の引き金になることがあります。

生物学的製剤

治療は外用剤（副腎皮質ホルモン外用薬・活性型ビタミンD3外用薬）が基本で、中等症の例に紫外線による光線療法（ナローバンドUVBといわれる、効果があり副作用の少ない特定の波長を用いることが中心です）を追加します。重症例では免疫調整剤（シクロスポリン）・ビタミンA誘導体内服薬などを組み合わせて治療しますが、皮疹の改善率50〜70％程度が目標でした（図）。

しかし、2010年から生物学的製剤といわれる注射剤が皮膚科領域でも使用できるようになり、状況が一変しました。徐々に新薬が登場し、現在8種類あります。QOL（生活の質）改善も含めた重症乾癬に使用することにより、皮疹の改善率が70〜100％に達し、皮疹なしでコントロールできる場合もあります。以前の治療ではほとんど改善の見られなかった、爪症状にも有効性が報告されています。

この系統の薬剤は効く部位によって大きく3種類に分けられます。病気の発症原因から皮膚症状までの過程（病態カスケード）を、効く作用部位から「川の上流・中流・下流」と川の流れにたとえられます。発症過程の最初の方で効く薬剤は、広い範囲に関わる部位を止めるため合併症など、他の症状改善にもつながります。これらの薬剤は関節リウマチなどにも使用されています。川を上流で堰き止めると非常に広い流域に影響を及ぼすことと同様に考えられます。発症過程の末端で効く薬剤はこの疾患に特異的に強く効きます。川の下流で堰き止めると影響される流域は狭くなりますが、ほかへの影響が少なくなります。それぞれ長所・短所があり、使い分けていくことになります。

重症度が高い場合、皮疹の体表面積に占める割合の高い場合、著しくQOLが阻害されている場合が適応の一つの基準です。ただ、関節症がある場合は、進行や関節破壊を防ぐためにも早期の導入が必要なことがあります。

使用にあたっては、感染症のリスクがあり、他科との連携が必要になるため、日本皮膚科学会で使用施設基準が定められ、西濃地区では当院のみとなっています。内科との連携・救急外来での対応・検査体制・皮膚科専門医の常勤などで審査されます。近隣の開業医の先生方からも、適

応と考えられる場合はご紹介いただいています。

当科での対応

適応条件に一致しているか、リスクとなる感染症はないかなどを検査・検討し、患者さんの症状（皮疹の範囲や程度、QOL、関節痛の有無）、条件（可能な通院頻度・健康保険の種類、併存する内科疾患）、薬剤の特性（投与方法・投与間隔・入院の必要性・有効性・副作用・自己注射の可否）を加味して、薬剤を選択しています。

当院では45例（2019年8月まで）に使用実績があり、岐阜県では有数の症例を治療しています。効果・通院などの関係による薬剤変更は4例、中止は3例となっています。約半数は皮疹が消退し、ほかの治療が不要になっています。

高価なことが欠点の1つですが、高額医療の申請を行い、負担額に目安をつけます。薬剤によっては自己注射が可能となり、通院回数・自己負担を軽減できます。希望される方にはスタッフが指導しています。

乾癬に対しては近年、生物学的製剤の適応まではいかない難治例に対して、新しい内服薬が承認され、また保険適用で処方するシャンプー剤が上梓され、治療の幅が広がっています。

●掌蹠膿疱症

2018年、掌蹠膿疱症（手掌・足底中心に膿をもったぶつぶつができる膿疱症の1つ）に1種類薬剤の適応が認められました。喫煙や扁桃炎・副鼻腔炎（蓄膿症）・虫歯などの慢性感染症が病因の一つと考えられていますが、原因不明も多くあります。

一般的に治療は、原因療法・対症療法・生活指導に大別されます。原因療法では、扁桃や歯牙感染・副鼻腔炎などの病巣感染の治療、金属パッチテスト陽性の場合は歯科金属除去などを行います。生活指導は禁煙指導が重要になります。対症療法は外用療法・内服療法・光線療法などを行います。慢性で軽快増悪を繰り返す重症例は難治で有効な治療がなかったため効果が期待されています。鎖骨部の腫脹・痛み、脊椎炎などを伴う症例でも有効性が示されています。現在まで、当院でも2例開始しています。

●化膿性汗腺炎

2019年、化膿性汗腺炎（臀部慢性膿皮症・頭部乳頭状

皮膚炎ともいわれる、慢性の膿がでる病気）に1種類の薬剤の適応が認められました。

この病気は毛穴の詰まりから始まる炎症が原因と考えられています。毛穴が詰まり内容物がたまり、周囲に漏れ出すため、反応して炎症を生じ、繰り返すことから慢性化していきます。20～40歳代、おしり・脇の下・足の付け根に好発し、QOLを大きく損ねる可能性があります。重症例は難治で有効な治療がなかったため、炎症の沈静効果が期待されています。当院でも2例開始しています。

●アトピー性皮膚炎

2018年から、生物学的製剤の仲間で、アレルギーの反応を抑える薬剤が使用できるようになりました。一般的治療に抵抗性の重症アトピー性皮膚炎に対して保険適用があり、高い有効性を示しています。使用にあたっては、皮疹の範囲・程度から重症度を判定する適応基準が作られています。当院でも23例（2019年8月まで）に使用し、皮疹やQOLの改善に効果を確認しています。中止は1例、転居による他院紹介が2例となっています。今後、乾癬のように薬剤が増えていき、治療の選択の幅が広がることが期待されています。

●慢性蕁麻疹

日常、多くの方が経験したことのある疾患に蕁麻疹があります。さまざまな病型がありますが、直接的な原因・誘因がなく、自発的に出現する特発性蕁麻疹が多くを占めています。6週間以上経過したものは、慢性特発性蕁麻疹と分類され、難治性です。抗ヒスタミン薬（かゆみ止め）やいくつかの内服薬で改善がみられない場合、生物学的製剤の抗体薬が2017年に承認され、日本・欧米のガイドラインで推奨されています。

当科でも8例に使用し、十分な効果を得られています。検査値で有効性を検討し使用しています。アナフィラキシーに対応できる医療機関でのみ使用となっています。

まとめ

乾癬・掌蹠膿疱症・化膿性汗腺炎や、重症アトピー性皮膚炎・慢性蕁麻疹で既存の治療に効果が十分でない症例に対して、有効な治療が安全に使用できるようになりました。かかりつけ医に相談の上、専門医を受診してください。

早期治療で、正確な整復を目指す
顔面骨骨折

形成外科　部長
もりしま　ようこ
森島　容子

はじめに

　形成外科は特定の臓器を持たない診療科だといわれます。形成外科とは、先天的あるいは後天的な身体外表の形状、色の変化、すなわち醜状を対象とし、機能はもとより形態解剖学的に正常な状態となるよう特殊外科技術で治療する科です。外見を治すことで、個人の生活の質を向上させ、社会精神面にも関与しています。顔面を中心に、全身の目に見える正常でないところは形成外科の守備範囲といえます。対象疾患は、①熱傷・凍傷・化学損傷、②頭頸部・顔面の外傷・骨折・先天異常、③眼瞼の治療（眼瞼下垂、睫毛内反症・外反症）、④口唇口蓋裂、⑤手・足の外傷・骨折・先天異常、⑥その他、耳（小耳症、埋没耳）、臍（臍ヘルニア）、胸郭（漏斗胸）などの先天異常、⑦皮膚皮下組織を中心とした良性腫瘍、⑧悪性腫瘍およびこれらの切除後の組織再

建・乳房再建、⑨瘢痕・瘢痕拘縮・ケロイド、⑩序クス・難治性皮膚科潰瘍（糖尿病壊疽、重症下肢虚血）、⑪美容外科と、全身に及びます。特に当院は、顔面の外傷である皮膚軟部組織損傷、特殊な涙道損傷、顔面神経損傷、唾液線損傷や、顔面骨骨折の症例が多いことが特徴です。西日本ではトッププレベルの手術件数であり、眼窩骨折に関しては2013年全国1位の手術数となりました（図1）。そのため、手術法や手術機械、再建材料にはこだわりをもって治療を行っています。今回は、顔面骨骨折の治療について紹介します。

1. 鼻骨骨折、鼻中隔骨折、鼻篩骨骨折

・鼻骨骨折

　鼻骨骨折は、顔面骨骨折の中で最も多い骨折です。受傷して10日以内であれば徒手整復が可能で、単純な鼻骨骨折は外来での局所麻酔で整復できます。鉗子を用いて変形を修正、整復し、整復後は整復位を保つためと止血目的で、込めガーゼを鼻腔内にパックとして5日間挿入して固定します。同時に外固定はプラスチックギプスで2週間行います。

・鼻骨鼻中隔骨折、鼻篩骨骨折

　これらの骨折は変形が複雑で、徒手整復のみの治療では不十分です。後戻りや短鼻・鞍鼻をきたすことが問題となります。このため当院では、独自のワイヤー固定による治療法を生み出し、早期の積極的治療で良好な結果を得ています。鼻骨鼻中隔骨折は5日以内に、鼻篩骨骨折は破壊された鼻粘膜が拘縮をきたし短鼻形成す

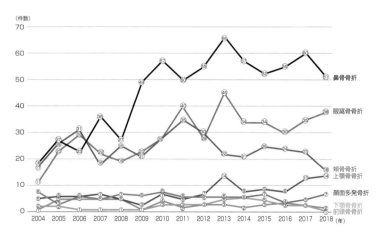

図1　当院の新鮮顔面骨骨折症例数

るため3日以内に、この手術法で整復しプレート固定します。全身麻酔で行い、整復後はプラスチックフィルムを左右の鼻中隔に挿入し、左右の上顎骨から対側の上顎洞にワイヤーを挿入して、4〜6週間固定します（写真）。

2. 眼窩底・内側壁骨折（ブローアウト骨折）

眼球の収まっている眼窩は、下壁と内壁が薄く、眼球に急激な衝撃が加わると副鼻腔内に吹き抜けるように骨折を起こします。この骨折には、吹き抜けタイプと線状タイプがあります。線状タイプは若年者に多く、外眼筋が嵌頓するため24時間以内の緊急手術が必要となりますが、当科で対応可能です。吹き抜けタイプは、3、4日以内に手術を行います。治療法は下眼瞼、結膜切開からアプローチし、眼窩内容・骨折部の整復、骨欠損に対し、吸収性プレートやチタンプレートを挿入します（図2）。

3. 頬骨骨折・頬骨弓骨折

頬骨は周囲の前頭骨、側頭骨、上顎骨と3点で結合しており、外力によりこの3点が骨折します。治療は、変位した頬骨の整復と固定を全身麻酔で行います。眉毛外側、下眼瞼や眼瞼結膜および口腔内を切開して骨折部を露出し、直視下に整復してプレートやワイヤーで固定します。当科はプレート材にこだわりを持ち、粉砕骨折では金属プレートを使用。一方、粉砕が少ない骨折や小児、思春期の成長が影響する症例では、半年後、1〜2年後、4〜5年後にそれぞれ吸収する各吸収性プレートを使用し、使い分けています。

4. 顔面多発骨折（Le fort 型骨折）

Le fort 型多発骨折は、顔面の中央1/3に広範で強い外力が作用して起こります。I〜IIIの3つの型に分類されていますが、定型的でないものがほとんどで、鼻篩骨骨折、頭蓋底骨折、眼窩骨折の合併や頭蓋内損傷、眼球損傷など、身体他部にも損傷を合併することが多いため、救急時にはその治療が優先され、顔面骨骨折は亜旧性〜陳旧性骨折になりやすいといえます。陳旧例になると、軟部組織の瘢痕化も加わり治療はより困難となるため、良い形態と機能再建のためには早期の適切な治療が大切です。治療は多部位

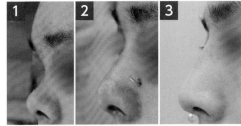

写真　鼻篩骨骨折の治療経過
①鼻篩骨骨折術前。短鼻、鞍鼻形成している
②受傷2日目に整復後、ワイヤー・フィルムにより固定。
　短鼻、鞍鼻が整復されている
③術後2年。形態は維持されている

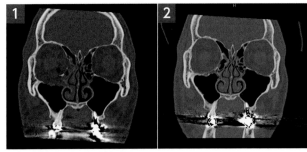

図2　眼窩底・内側壁骨折の治療経過
①術前：眼窩底・内側壁骨折
②術後：受傷3日目に吸収プレートで再建

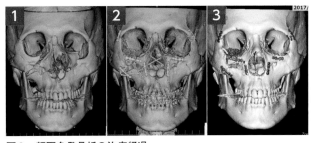

図3　顔面多発骨折の治療経過
①顔面多発骨折術前、②術直後、③術後2年

の顔面骨骨折と同様、変異の整復と機能の回復、さらに審美的な回復を目的とします。当科の経験から、術前の総合的な病態の把握と綿密な治療計画のもと、まず治療が難渋する短鼻変形を予防するため、鼻篩骨骨折治療で前述したワイヤー・フィルム整復固定を超早期に行います。そして、全身管理が安定したあと、Le fort 型骨折の整復をし、プレートで固定します（図3）。

おわりに

当院では早期治療、整復材料にこだわり、追求し、正確な整復を心がけています。また術前術後の画像データを分析して、今後のより良い治療に役立つよう努力しています。また新鮮例だけでなく、陳旧例である顔面変形が残存した治療にも取り組んでいます。

結石破砕装置を用いた治療で良好な成績

腎尿管結石

泌尿器科　部長
宇野 雅博
（うの　まさひろ）

尿路結石治療ガイドライン

　尿路結石（腎結石、尿管結石）による疝痛発作は、激しい背部痛・腹痛を伴い、しばしば救急疾患となります。近年、尿路結石に罹患する患者数は増加傾向で、その要因として、食生活の欧米化、生活習慣病との関連などが指摘されています。

　尿路結石の診断には、レントゲン、超音波、CT などが必要です。尿路結石の位置とサイズ分かれば、「尿路結石症診療ガイドライン」による治療方針のアルゴリズムにより、治療法が決定されます。長径 10mm 以下では自然排石が期待できますが、自然排石ができない場合は何らかの治療が必要になります。体外衝撃波結石破砕術（ESWL）、経尿道的結石破砕術（TUL）、経皮的結石破砕術（PNL）のいずれかが選択されています。

体外衝撃波結石破砕術（ESWL）

　自然排石ができない 10mm 未満または 10mm 以上の上部・中部尿管結石などは、体外衝撃波結石破砕術が推奨されています。当院で使用している体外衝撃波結石破砕装置は、優れた操縦性で破砕効率が高く、超音波および透視にて精度の高い焦点位置合わせが可能です（写真）。入院を要せずに外来、日帰りで施行しています。破砕時間は約 1 時間で麻酔は必要なく、施行前に疼痛用座薬を挿肛するのみです。

　同破砕装置を使用した当院での尿路結石の治療は、良

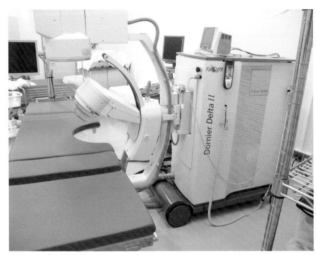

写真　当院にて使用している、体外衝撃波結石破砕装置

好な成績を示しており、論文で報告しています。10mm 未満の尿管結石では 99.0％の完全排石率（平均回数 1.2 回）、10mm 以上の尿管結石においても 94.9％の完全排石率（平均回数 1.5 回）でした。

　20mm 以上の腎結石に対しては、「尿路結石症診療ガイドライン」で経皮的結石破砕術（PNL）が推奨されていますが、PNL は入院して全身麻酔での治療となります。PNL による治療がさまざまな理由で困難な場合には、当科では選択肢として体外衝撃波結石破砕術（ESWL）を提示しています。

　当科における 20mm 以上の腎結石に対する ESWL の成績は論文で報告しており、結石消失率 37.9％、4 mm 以下残石 34.5％（有効率 72.4％）でした。国内での 20mm 以上の腎結石に対する ESWL の成績報告は稀であり、貴重なものとして評価されています。しかし、ESWL のみ

単独で行うのではなく、ほかの治療法を要する場合があるため、患者さんの充分なご理解が必要となります。当院では腎尿管結石に対して、年間のべ約350回ESWLを施行していますが、施行数は岐阜県随一です。

尿路結石に対する内視鏡手術

長径10mm以上の尿管結石や20mm以上の腎結石は内視鏡治療の対象となります。

まず、尿管結石に対しては経尿道的結石破砕術（TUL）を施行します。当院では腰椎麻酔を行った上で、尿道より細径硬性尿管鏡を使用し、尿管結石直下まで到達させ、そこからレーザーで破砕し、結石を抽出します。また、経尿

道的アプローチで、軟性尿管鏡を使用して腎結石を破砕・抽出する場合もあり、f-TULと呼ばれています（図1）。昨年は、TULによって89症例を施行しました。入院期間は約4日間です。20mm以上の腎結石に対しては、経皮的結石破砕術（PNL）を施行しています（図2）。全身麻酔を行い、背部からのアプローチにより、内視鏡を挿入して直視下に結石を確認し、破砕します。

最後に、腎尿管結石のサイズ、位置、硬さなどによっては、ESWL、TUL、PNLそれぞれの単独治療のみでは成功しない場合があります。その場合は、この3種類の治療法を併用することによって、stone free（結石がすべて排出されること）を目指すことになります。

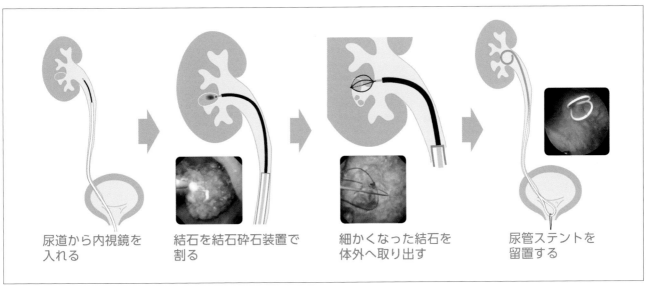

尿道から内視鏡を入れる　　結石を結石砕石装置で割る　　細かくなった結石を体外へ取り出す　　尿管ステントを留置する

図1　尿管結石に対する経尿道的結石破砕術（TUL）
（図版提供：ボストン・サイエンティフィック ジャパン株式会社）

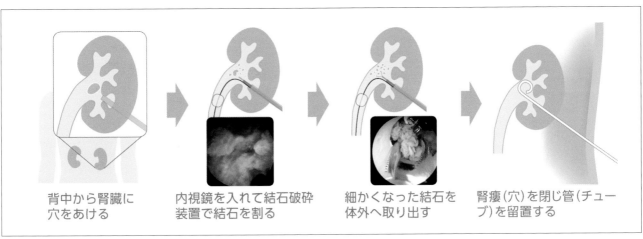

背中から腎臓に穴をあける　　内視鏡を入れて結石破砕装置で結石を割る　　細かくなった結石を体外へ取り出す　　腎瘻（穴）を閉じ管（チューブ）を留置する

図2　腎結石に対する経皮的結石破砕術（PNL）
（図版提供：ボストン・サイエンティフィック ジャパン株式会社）

切迫早産治療のストレスを軽減する取り組み
切迫早産

産婦人科　医長
石井　美佳
（いしい　みか）

切迫早産とは

　妊娠22週0日から妊娠36週6日までの出産を、早産と呼びます。週数が早く生まれた赤ちゃんほど、重篤な障害が出現する可能性が高まるため、予防することが重要です。早産の危険性が高まった状態を切迫早産といい、規則的な子宮収縮（お腹の張りや痛み）、子宮頸管が開いたり短くなった状態（子宮口が開き始めた状態）を認めることで診断されます。

　破水（赤ちゃんや羊水を包んでいる卵膜が破れ、羊水が流出している状態）が先に起きたり、同時に起きることもあります。妊婦検診や外来受診時に診断し、切迫早産を認めた場合は治療が必要となります（図1、2、写真）。

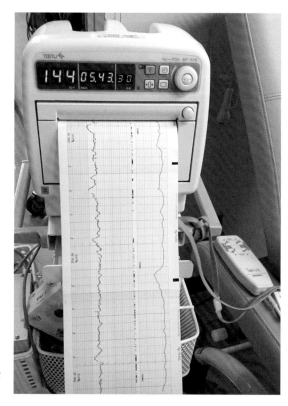

写真　CTGモニターをつけて、規則的な子宮収縮があるか評価します

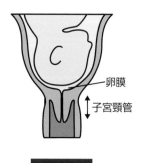

卵膜
子宮頸管

正常

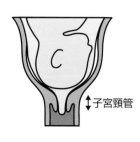

子宮頸管

子宮頸管長短縮

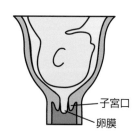

子宮口
卵膜

子宮口開大
（胎胞脱出）

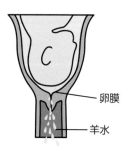

卵膜
羊水

破水

図1　規則的な子宮収縮、子宮頸管の短縮・開大、破水は早産の危険性が高まった状態です

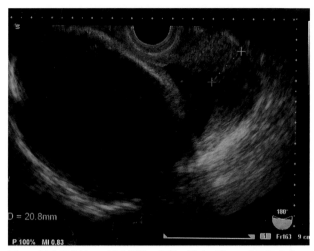

図2　経腟超音波で、子宮頸管の短縮・開大がないか評価します

従来の切迫早産治療

切迫早産の治療は、子宮収縮を抑え、子宮口が開かないようにすることを目的とします。軽度であれば、外来通院にて自宅安静、子宮収縮抑制剤（張り止め）の内服で治療します。症状が強い、または外来治療で改善しなければ、入院が必要となります。入院では、安静、子宮収縮抑制の持続点滴を行います。切迫早産の原因の1つである細菌感染が疑われれば、抗菌薬を使用します。破水している場合も、週数が早ければ抗菌薬を使用し、感染予防をしながら切迫早産の治療を行います。また、子宮収縮の症状がなく子宮口が開きやすい状態は、子宮頸管無力症といいます。子宮頸管無力症の場合は、どんどん子宮口が開いて早産の危険性が高まるため、子宮頸管を糸でしばり、開かないようにする手術を行います。

入院治療として行う安静は、切迫早産の程度にもよりますが、ベッド上で安静とすることが基本で、シャワー・洗面・トイレも制限されることがあります。点滴治療は、塩酸リトドリンという子宮収縮抑制剤を、輸液ポンプを用いて毎日24時間点滴をします。状態により硫酸マグネシウムの持続点滴も行います。

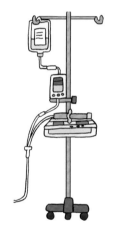

従来の切迫早産治療では、輸液ポンプを用いて毎日24時間持続点滴をします

当院での切迫早産治療

切迫早産の入院治療は症状が改善しない限り、赤ちゃんが生まれるか、生まれても赤ちゃんの状態がよいことが予測される週数（妊娠36週前後）まで続きます。そのため、入院は長期間となることが多く、安静や持続点滴は身体的・精神的負担の大きい治療です。

特に塩酸リトドリンの持続点滴は、①適宜点滴のとり直しが必要である、②輸液ポンプのアラームがいつでも鳴る可能性がある、③患者さんによっては点滴刺入部に違和感を伴ったり、薬剤による血管痛を起こすことがある、などのデメリットがあります。

日本では標準的に行われている塩酸リトドリンの長期持続点滴は、欧米では48時間以内とするのが一般的です。国内でも近年、塩酸リトドリンの点滴を48時間行い、その後行わなかった場合でも、早産で生まれる割合が上昇しなかったとの報告がなされるようになりました。そこで当院では、2018年4月より順次従来の治療方法を新しい治療方法へと変更しています。

当院での切迫早産の入院治療方法は、以下のようになります。

・安静の制限はベッド上であったのを病棟内までとゆるめ、シャワー・洗面・トイレの制限は行いません。

・塩酸リトドリンの点滴は入院後48時間以内までとし、その後は持続点滴を行いません。

当院での検討でも、治療方法の変更により早産率が上昇することはありませんでした。

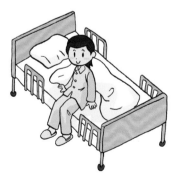

当院では持続点滴は48時間まで、安静の制限も少なくしました

このように当院では、身体的・精神的ストレスの少ない治療方法で、切迫早産の治療を行っています。

頭頸部がんの集学的治療
低分化甲状腺がん

頭頸部・耳鼻いんこう科　部長
大西 将美

切除不能となった 低分化甲状腺がんに対する治療

　根治切除不能な甲状腺がんに対する治療選択肢は限られているのが現状で、特に低分化甲状腺がんは分化がんの中でも予後不良な疾患とされてきました[1]。難治性の分化型甲状腺がん患者を対象とした国際共同第Ⅲ相臨床試験（SELECT 試験）で高い奏効率を示したチロシンキナーゼ阻害薬、レンバチニブ[2]が 2015 年 3 月に保険承認され、当科には多くの難治性甲状腺がんの患者さんが受診します。そのため、2016 年 8 月から 2018 年 12 月に実施された治療効果探索のための全国調査（COLLECT 試験）にも積極的に参加し、東海北陸地方では最多、全国でも 14 番目に多い 6 症例を登録してきました。

レンバチニブを使用した治療例

　代表例として、再発を繰り返したのちに遠隔転移をきたし、切除不能となった低分化甲状腺がんに対して、レンバチニブを使用し延命効果が得られた症例を示します[3]。
　甲状腺全摘術＋D2 郭清術を施行し低分化甲状腺がん T3,N1,Ex1 の診断で（図 1）、術後にアブレーションを実施した症例です。1 年後の初回再発以後、合計 2 回のリンパ節群郭清術を行いましたが、2 年半後に、右肺転移と胸骨の破壊を伴う腫瘍および多発リンパ節転移を認め、切除不能と判断しました（図 2）。

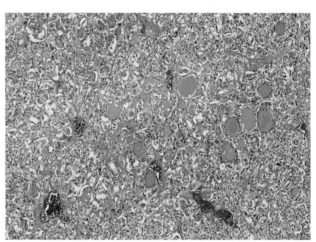
図1　手術組織（HE x10）
低分化甲状腺がん：pT3, pN1, pEX1
乳頭状の増殖を示す乳頭がんに混じって、索状・充実胞巣状の増殖を示す成分が甲状腺周囲に浸潤しており、高分化甲状腺がんと低分化甲状腺がんが混在しています。血管侵襲やリンパ節転移もみられます

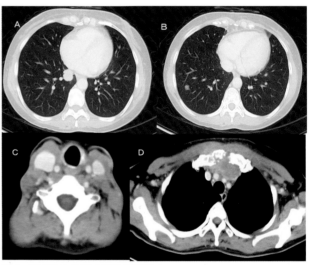
図2　手術2年半後の頸胸部造影CT
肺転移（A,B）、胸骨転移（D）、左鎖骨下静脈浸潤、胸鎖乳突筋内に腫瘍、左下内深頸部リンパ節腫大（C）が新規に出現

●ドセタキセル 13.3 mg/week を3回行いましたが効果がなく、左無気肺をきたし、呼吸状態も悪化したため、経鼻酸素投与を開始（図3）。また、骨折予防と疼痛緩和を目的として、胸骨と骨盤に外照射を 24 Gy 実施し、原疾患に対しては、既存治療では効果不良であることを踏まえ、レンバチニブの投与を開始しました。

●全身状態不良のため、硫酸モルヒネとリン酸デキサメサゾンナトリウムを投与し、経鼻酸素を増量。また、無気肺と胸水に関しては、数回の胸水穿刺を施行しました。

●レンバチニブ投与後、約1週間で経口摂取と呼吸苦が軽快し、肉眼的な前頸部の腫瘍縮小を認めました。

●投与3週間後には経鼻酸素も終了し、疼痛や呼吸苦が消失したため、硫酸モルヒネとリン酸デキサメサゾンナト

リウムの投与も終了しました（図4）。

●投与4週間目には、前頸部から上縦郭の腫瘍面積がほぼ 20％に縮小して退院となり、当科へは2週間毎の通院で、主に在宅診療医師が担当することとなりました。

●投与 10 週目の CT では、レンバチニブ投与直後と比較して、腫瘍が著明に縮小していることが認められました（図5）。

当科ではこの症例のように、手術治療はもちろんのこと、抗がん剤や分子標的薬、最近では頭頸部扁平上皮がんに対する免疫チェックポイント阻害剤も使用した、集学的がん治療を行っています。

【参考文献】
1）日本内分泌外科学会・日本甲状腺外科学会／編：甲状腺腫瘍診療ガイドライン 2010 年版. 金原出版、東京、2010 年
2）Schlumberger M, Tahara M, Wirth L.J,et al. : Lenvatinib versus placebo in radioiodine-refractory thyroid cancer. N Engl J Med 372 : 621-630, 2015
3）大西将美、髙木千晶、髙橋洋城、他：レンバチニブで延命効果が得られた1症例. 頭頸部外科 27 (3) : 261-268、2017 年

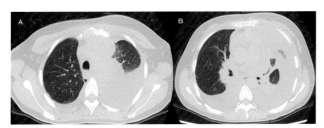

図3　ドセタキセル 13.3 mg/week を3回施行後の胸部 CT
左広範囲の無気肺、両側の胸水貯留と縦隔、肺門部リンパ節腫大が認められます

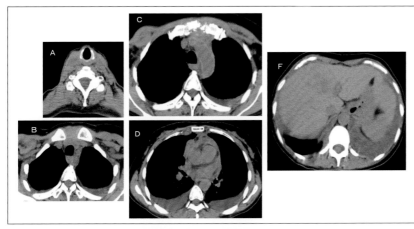

図4　レンバチニブ開始3週間後の頸胸部 CT
・肺転移、頸胸部リンパ節転移は縮小（A,B）
・肝転移、肝十二指腸間膜内リンパ節転移は不変（F）
・左胸水は著明に減少、右胸水は増量（C,D）
・左無気肺は改善（D）

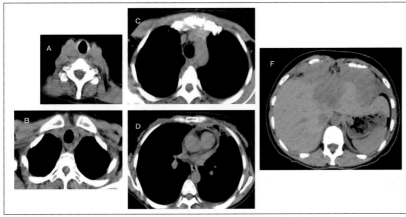

図5　レンバチニブ開始 10 週後の頸胸部 CT
・肺転移、頸胸部リンパ節転移は縮小（A,B）
・肝転移、肝十二指腸間膜内リンパ節転移、両側副腎転移は増大（F）
・左右の胸水は著明に減少（C,D）
・左無気肺は改善（D）

集学的アプローチによる
口腔がん治療

歯科口腔外科　医長
木村　将士
（きむら　まささし）

生活に大きく影響する「口腔がん」

「口腔がん」は舌、歯肉、硬口蓋、口底、頬粘膜から生じる「がん」であり、そのほとんどは粘膜から発生する扁平上皮がんと呼ばれるがんです（図1）。がん全体に占める割合は1％程度であり、稀ながんではありますが、「食べる」「しゃべる」「表情をつくる」といった日常生活、社会生活と大きく関わる部位に生じるため、生活に大きな影響を与えます。

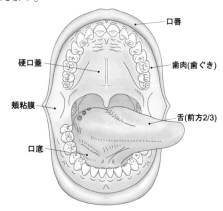

口唇
硬口蓋
歯肉(歯ぐき)
頬粘膜
舌(前方2/3)
口底

図1　「口腔がん」の発生部位

口腔がんの集学的治療

一度「口腔がん」になると自然に治癒することはなく、治療が必要になります。治療は、手術治療、放射線治療、抗がん剤などの薬を使う薬物治療の3つに大きく分けられます。「集学的治療」とは、これらの選択肢を適宜組み合わせて治療を行うことをいいます。

初期の口腔がんに対する最も効果的な治療は、今も昔も変わらず、切除によりがんを取り除くことです。その一方で、切除自体が困難な進行した口腔がん、また全身への転移を伴う患者さんの治療においては、薬物療法と放射線治療を組み合わせた治療が必要です。また、手術後に再発するリスクの高い患者さんには、手術後に予防的に薬物療法、治療を実施し、再発リスクの低減を図っています。

このように口腔がん治療においては、「集学的治療」は必須のものであり、患者さん一人ひとりに合わせた治療を適切に選択していくことが非常に重要です。当科では国際的な治療ガイドラインに従った「集学的治療」が可能であり、高い水準での口腔がん治療を実現しています。これらの治療により、2011年から2017年まで、口腔がんの5年生存率は73.5％、特に初期のがん（Stage I）に対する5年生存率は92.0％と、良好な治療成績が得られています。

また、当科の特徴の1つとして、最新の薬物療法をいち早く取り入れていることが挙げられます。近年の薬物療法の発展は著しく、従来のいわゆる「抗がん剤」に加え、口腔がんの治療にも「分子標的薬」、「免疫療法」といった新薬が続々と認可されています。当院ではこれらの最新の薬物療法も実施可能であり、個々の患者さんの状態に合わせた、適切な治療選択を行うことができます。

口腔がん診療を支える診療科

口腔がんの診療には診断、治療、治療後のリハビリ期間を通し、非常に多くの専門科・専門家が関わることが特徴です。診断の過程ではがんの広がりを画像診断で評価す

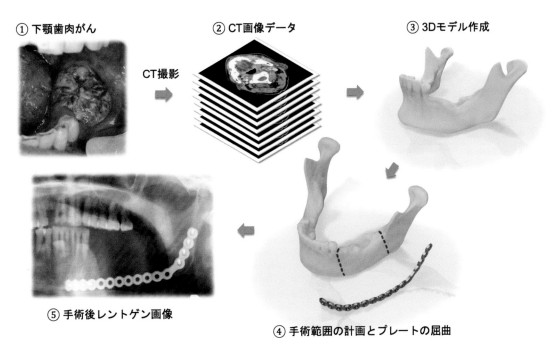

① 下顎歯肉がん　　② CT画像データ　　③ 3Dモデル作成

CT撮影

⑤ 手術後レントゲン画像

④ 手術範囲の計画とプレートの屈曲

図2　3D モデルによる手術シミュレーション

る放射線診断科、隣接臓器のがんの合併がないかの診断を行う頭頸部・耳鼻いんこう科、消化器内科、切除の後の形態・機能の回復手術（再建手術）を行う形成外科、長時間に及ぶ手術中の全身管理を行う麻酔科、さらに、術後の放射線治療を行う放射線治療科、機能回復のサポートを支援するリハビリテーション科などが代表です。また薬物療法を実施する際は、薬剤部や、緩和ケアチームとも連携を図り治療を行っています。

　口腔がん治療は、口腔外科単独で効果的な治療ができるわけではありません。当院では多くの診療科が連携することによって、高い水準での口腔がん治療を実現しています。

口腔がんの先端治療
3D プリンターによる手術シミュレーション

　がんの治療では疾患の治癒が最大の目的ではありますが、同時に損なわれた機能を最大限に回復することも非常に重要です。当科の歯肉がんに対する手術では、まず事前に手術前の CT 検査データから、患者さんの顎の模型（3Dモデル）を 3D プリンターで作成します（図2）。そこで切除する範囲を決めるとともに、切除後の顎の骨を固定するチタンプレートをあらかじめ屈曲しておきます。従来は手術中にプレートの屈曲を行っていましたが、3D モデルの使用により、手術時間が短縮されるとともに、がんの切

除後に正確な顎の位置の復位ができるため、より精度の高い形態回復が可能です。

口腔がんの先端研究

　口腔がんの治療は進行度（病期といいます）により大きく異なるため、効果の高い治療を実施するためには、正確な病期診断が必要です。病期の診断に最も有用な検査は PET-CT 検査であり、当院では 2008 年の早期より PET-CT を導入し、がん診療に利用しています。さらに当科では近年、この PET 検査画像の解析研究を進め、手術前に撮影した画像から治療効果（予後）の予測ができることを報告しています（図3、Kimura M, Kato I et al. Eur J Radiol.2019）。現段階で分かっていることは、口腔がん内部が不均一である腫瘍は予後が不良だということで、このような口腔がんに対しては早期から再発予防に努める必要があると考えています。

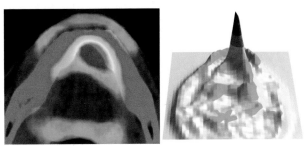

図3　内部不均一性を示す口腔がんの例

最先端の治療とチーム医療で重症症例に対応
進化し続ける集中治療室

麻酔科　医員
よこやま　たつろう
横山　達郎

集中治療室の役割

　集中治療室は、負担の大きな手術後や全身状態の悪い患者さんの全身管理を行う場所です。また、体外循環装置、人工呼吸器、人工透析などを要する重症症例の患者さんが入室されます。救急搬送や手術件数に比例して多くなり、年間1,000人以上の患者さん（2018年度／年間1,591例）の治療に当たっています。

　当院の集中治療室は1965年に新設、1988年の増改築工事を経て、役割を果たしてきました。新設当時より最先端の治療が行われ、特に、先天性心疾患や体外循環による治療は、大垣市民病院の強みでもあります。

　体外循環とは、心臓や肺の代わりをしてくれる装置（膜型人工肺）を使って、体の循環を保つ方法です。心臓手術以外で膜型人工肺が実用化されたのは1970年代で、当時は呼吸補助の装置として試行錯誤が行われていました。そして、徐々に心臓の補助装置としても使用されるようになりました。また、導入には外科的手技を必要としていましたが、針を刺して血管に太い管を入れることで、体外循環を導入することができるようになりました。心臓や肺が機能しなくなったときに、緊急対応で使用することができるようになったわけです。

　当院では1989年5月に、初めて急性心筋炎の治療に体外循環が使用され、その治療に成功したときから歴史が始まっています。1992年には1歳の子供の蘇生にも成功しています。早期に最先端の医療を取り入れ、研究し、チームの力によってその治療を完遂する文化は、この集中治療室で培われてきました。

　2016年の改修工事を経て、質の高い集中治療ができる特定集中治療室の施設基準をクリアしました。高度急性期医療を提供する病院の中枢機能として、集中治療室は進化し続けています。

集中治療室の発展

　歴史ある集中治療室の在り方も、少しずつ変化しています。従来の医療がそうであったように、集中治療室でも主治医主体で治療を行い、必要に応じて他分野の専門医やコメディカル（薬剤師や技師などの医療関係者）に相談しながら、治療を進めていくという形をとっていました。しかし、集中治療室で行われる急性期治療は幅が広く奥も深く、とても医師だけで網羅できるものではありません。さらに、近年の医療機器や技術の発展が目覚ましく、さまざまな専門家の知識が必要となっています。

　2018年11月より麻酔科医が中心となって、医師、薬剤師、看護師、臨床工学技士、理学療法士、言語聴覚士らが集まり、毎朝多職種カンファレンスを行うようになりました。多職種で情報共有することで、より高度な治療戦略を立てることが可能となったのです。まさに、「チーム医療」で患者さんの治療にあたっています。

　医療機器は日進月歩で進化しており、さまざまな機器が開発されています。酸素の値を見るだけでも画期的な発明であった時代から、まるで宇宙船のように複数のモニターが並ぶ時代に変わりました。それらを見る目を養うとともに、患者さんに触れて診るという原点を忘れずに、進

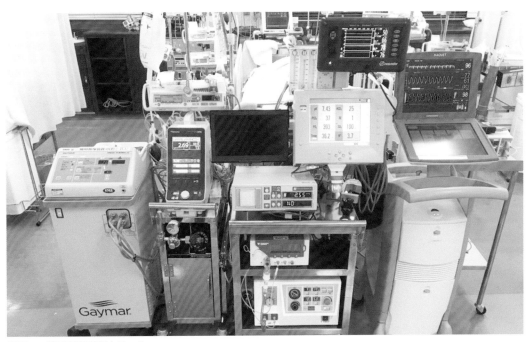
写真1　補助循環装置とモニター

化し続けたいと思います。

集中治療室の展望

　集中治療では、「チーム医療」を実現することが最も重要です。当院には、優秀なコメディカルスタッフが多数在籍しています。大垣市民病院の集中治療室は、それら多くのコメディカルスタッフによる「裏方仕事」で成り立ってきました。最先端医療の実現も、その盤石な裏方仕事がなければ成立しないのです。そして、それは今後も変わらず、むしろその役割は大きくなっていくと考えています。

　これからは、そういったコメディカルに最前線で活躍してもらい、能力を存分に発揮できるような環境整備を進めたいと思います。また同時に、後進の教育にも力を入れていきます。現在、看護師のカンファレンスで医師がミニレクチャーを行い、知識の向上を図っています。また、研修医がローテーションすることで、若い医師が集中治療を学ぶ下地もでき始めています。そういった取り組みを増やし、コメディカルと医師との間で相互に勉強会を開催してレベルアップを図り、集中治療の質をさらに高めていく予定です。

　医師も麻酔科に限らず、さまざまな診療科から集中治療医を目指せる環境をつくりたいです。麻酔科医、内科医、外科医、小児科医が集中治療医となり、チームの一員になるような大垣市民病院独自の「集中治療チーム」をつくる

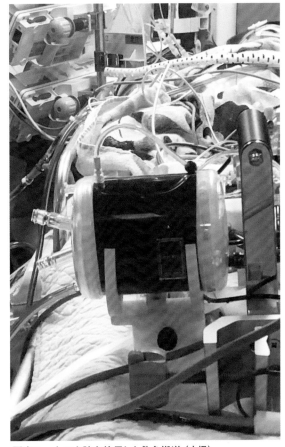
写真2　人工心肺を使用した救急搬送（小児）

ことを理想としています。そんなチームに魅了される医療関係者が全国から大垣市民病院に集結するような未来予想図を描き、「最高のチームをつくる」という壮大な夢と希望を持って、今後も発展していきます。

増え続ける救急搬送件数、断らずに受け入れられる理由とは？

受け継がれる「断らない救急」の文化

救命救急センター　医長
つぼい　しげき
坪井 重樹

断らない救急医療の実践

　全国の救急車搬送人員数は 1998 年の 356 万件でしたが右肩上がりに増え続け、2009 年に 468 万人、2019 年には 596 万人と 20 年間で 1.6 倍以上に増加しています。当院でも救急車搬送人員数は同様に増加しており、2008 年 7,467 台から 2018 年 11,030 台へと大幅に増えています（図 1、2）。

　当院の救急車の受け入れ率（救急車応需率）は、過去 10 年ずっと 99.9％以上となっています。残念ながら 100％にならないのは、特定の専門医が学会等で不在のため、受け入れが難しい場合があるからです。それでも世の

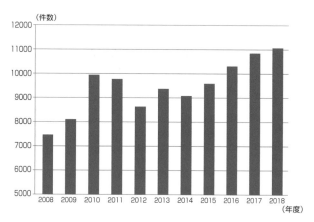

図2　当院の救急車搬送受け入れ人員数
過去 5 年間は右肩上がりです

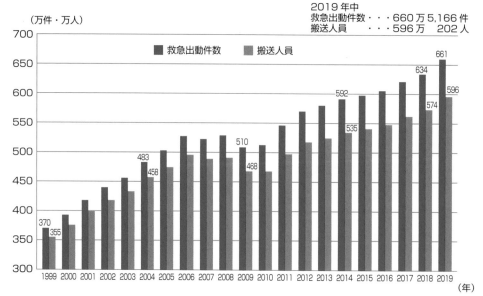

図1　救急自動車による救急出動件数および搬送人員の推移

中で発生するほとんどの救急事案に対応する
力を備えています。

　どうして断らない救急医療を実践すること
ができるのでしょうか？

　一言でその答えを出すならば、それは「病
院の文化」です。

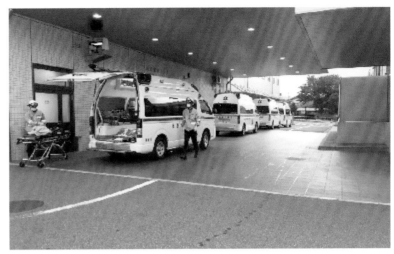

写真　患者さんを搬送してきた救急車がこのように並ぶのはよく見られます

　救急部門の医師だけで年間 40,000 人以上
の患者さんをすべて受け入れ、治療すること
は困難です。時には同じ疾患の患者さんが連
続で搬送されてくる場合もあります。

　当院は救急専従医が少なかった時代から、
病院全体で救急患者を受け入れることを積極
的に取り組んできました。断らない救急の実現のためには、
緊急治療を行う手術室や血管造影室、全身管理を行う集中
治療室や救急病棟など、すべての部門が受け入れを準備し、
迅速に対応できる体制が必要となります。ここにはかなり
のマンパワーとスタッフ間の意思統一が重要となります。

　当院は開院以来、率先して救急患者を受け入れる体制
を整えてきました。その頃に生まれた文化を心身に刻み込
んだ当時の若手医師たちの多くが、各科のトップとして現
在も当院で活躍しており、時が流れ、働くスタッフが変わ
り、救急件数が増加してもなお、断らない救急医療の実現
を自ら掲げ、実践しているのです。

　例えば、心筋梗塞（しんきんこうそく）の患者さんの緊急治療中に、胸が苦
しい患者さんの救急車受け入れ依頼があります。もしかす
ると、また心筋梗塞かもしれないですが、それは一部の場
合ですし、そもそも緊急治療が必要かどうかも患者さんを
診察してみないと分からないので、受け入れます。

　その患者さんが心筋梗塞だったとしても、他の病院に
転院搬送するよりも当院で治療した方が速い場合が多いの
が当院の周辺地域の実情であり、結果的に患者さんにとっ
てはベストの選択肢となります。

　実際に急性心筋梗塞だった場合、循環器の医師に報告
すると「今対応できないのに何でこんなタイミングで受け
入れたんだ？」とネガティブな感情や不満が出るのが通常
ですが、当院では医師も看護師も「どうしたらこの患者さ

んの治療が速くできるか？」を考えて行動します。隣の血
管造影室の予定検査を変更して、緊急治療を優先すること
もよくあります。

　予定検査が遅れる患者さんには申し訳ないですが、こ
れはお互い様。いつか自分が緊急治療が必要になり、救わ
れる場合もあるからです。この考え方を多くのスタッフが
持っている、これが大垣市民病院に受け継がれる文化なの
です。もちろん、どうしても治療が行えない場合には速や
かに近隣病院への受け入れ調整を行い、患者さんに不利益
が生じないようにすることも大切なことです。

「断らない救急」という文化の進化

　断らない救急という考え方が病院内に根付いていること
で、救急外来では災害時を想定したさまざまな受け入れが
可能になっています。交通事故で重症患者が複数名発生し
た場合の搬送であっても、応援医師を呼んででも受け入れ
ることが当たり前になっています。2017 年には、時間外
に高速道路でのバスの事故で 30 人以上の同時搬送の依頼
があり、事務スタッフまで招集し、通常の救急業務に支障
がないようにして、受け入れ体制をとった実績もあります。

　このような経験の積み重ねは、今後起こりうる南海ト
ラフ地震や、水の都といわれる大垣市やその周辺都市での
水害などさまざまな局面で生かせると考えています。

「分散型」ではなく「集中型」、地方の救急医療が抱える問題点と当院の答え

救急車搬送患者の高齢化、軽症化

救命救急センター　医長

つぼい　しげき
坪井 重樹

　救急医療を行う医療機関は通常、一次救急医療機関、二次救急医療機関、三次救急医療機関という分類がされています。一次救急医療機関は入院が必要ではない患者さんの診療を、二次救急医療機関は一般的な入院加療が必要な患者さんの診療を、三次救急医療機関は重症患者さんの診療を行うのが主な役割です。

　2008年に全国で3,175施設あった二次救急病院は、2018年には2,896施設へと減少しています。近年、救急搬送患者の高齢化（図1）、軽症化（図2）が起きており、救命救急センターに搬送される軽症患者は増える傾向にあります。

　全国的には救急車の約75％が二次救急医療機関に搬送

されており、救命救急センターへの搬送は約25％となっていますが、当医療圏においては約65％が救命救急センターである当院への搬送となっています（図3）。

　何故このような状態になっているのでしょうか？

規模の小さい二次救急医療機関の疲弊

　二次医療機関は病院の規模によって、受け入れ状況が大きく異なります。三次医療機関と遜色ない規模・医療体制の病院と、病院規模が小さく救急医療を満足に行うだけのマンパワーの確保ができない病院があります。岐阜県西濃地域では、二次救急医療機関で救急医療を担う医師の高齢化、治療を行う専門医の減少、救急医療に対して求められる、世間的な医療水準の上昇に対応できる医療機関が少なくなっていることが挙げられます。

　臨床研修指定病院ではない病院の当直は、ほとんどが医師1人の勤務で行われていますし、非専門分野の患者さんを受け入れることへのリスクもあります。例えば、心筋梗塞や脳卒中、外傷などで緊急処置が必要になった場合、通常はすぐに専門医に連絡をしますが、一部の二次救急医療機関ではその専門医も減少しており、対応不能になっているのが現状です。仮に自分の病院で対応困難だった場合、転院搬送による時間的なロス等とそれに伴う後遺症を

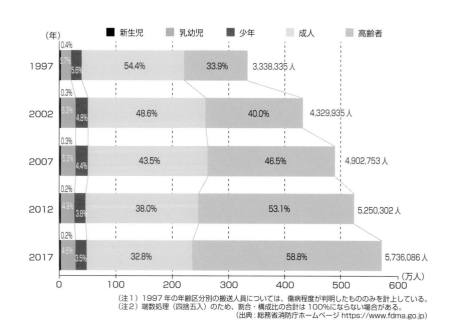

（注1）1997年の年齢区分別の搬送人員については、傷病程度が判明したもののみを計上している。
（注2）端数処理（四捨五入）のため、割合・構成比の合計は100％にならない場合がある。
（出典：総務省消防庁ホームページ https://www.fdma.go.jp）

図1　年齢別の搬送人員と5年ごとの構成比の推移（全国）

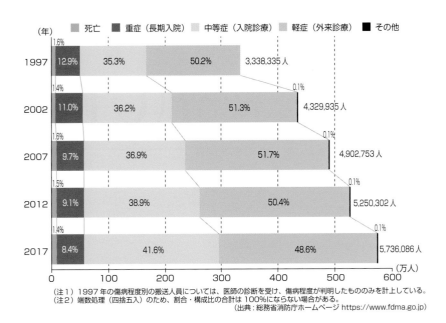

（注1）1997年の傷病程度別の搬送人員については、医師の診断を受け、傷病程度が判明したもののみを計上している。
（注2）端数処理（四捨五入）のため、割合・構成比の合計は100％にならない場合がある。
（出典：総務省消防庁ホームページ https://www.fdma.go.jp）

図2　傷病程度別の搬送人員と5年ごとの構成比の推移（全国）

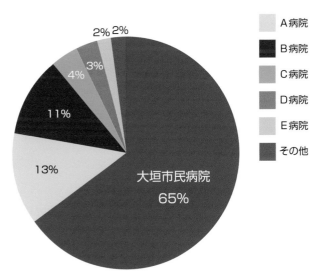

図3　西濃地域の救急患者受け入れ件数

先述のとおり、大垣市民病院は「断らない救急」を実践し、その文化を大切にしています。ですから、当院が西濃地域全体にとっての救急外来として機能し、救急患者の集約化を行うことで近隣病院の医師の疲弊を防ぎ、救急に関わるリスクを回避することが、地域の安全な救急医療体制への最善の道であると考えます。

都市部では、1つの医療機関に患者さんが集中して救急医療の負担が増加することがないよう、「分散型」の救急医療が推奨されていますが、それとは全く逆の方法です。

地方では、分散できるほどの救急医療機関がないことが一番の理由ですが、むしろ地方で救急医療を学ぶ医師にとっては、救急症例が増えることで、都市部に負けない経験を積むことができるメリットにもなります。

重視される役割分担

救急患者の集約は、小規模な二次救急医療機関の医師の疲弊を防ぎ、救急診療のリスクを軽減する良い方法だと考えます。しかし当院での受け入れと入院治療ばかりを行っていては、すぐに入院ベッドがいっぱいになってしまい、必要な患者さんに必要な治療を行うことができなくなってしまいます。

そこで、救急外来で高度な専門的治療の必要性がないと診断された患者さんには、自宅などから近い二次救急医療機関や施設に、診断後に搬送させてもらうなどの連携が必要です。また、この連携が強化されれば、救急患者のさらなる集約化が地域でより安全な救急医療が提供できる方法であると考えます。

【参考文献】
1）平成30年版　救急救助の現況　総務省消防庁
2）救急医療体制の現状と課題について - 厚生労働省　2018/4
3）医師・歯科医師・薬剤師調査の概況 - 厚生労働省 平成28年

考慮すると、受け入れ自体が患者さんにとってマイナスになる可能性もある場合には、受け入れを断るのは仕方のないことかもしれません。

こうなると多くの病院が救急医療はリスクであると考え、地域の救急医療は衰退してしまいます。

病院の救急外来から地域の救急外来へ

では、地域の救急医療をどうやって守ったらよいのでしょうか？　当院としての答えは、「集中型」救急医療体制にあります。

最新のバーチャル大腸画像検査法
CT コロノグラフィー検査(CTC)

放射線診断科　部長
（そね　やすひろ）
曽根 康博

CTC の概要と当院での導入経緯について

　CT コロノグラフィー検査（CTC）とは、CT で大腸内視鏡検査やバリウム注腸 X 線検査（注腸 X 線）のような、バーチャル画像が得られる検査法です。海外では 20 年以上の歴史がある検査ですが、国内では内視鏡などほかの検査の精度が高いため、普及しませんでした。

　しかしコンピューターのめざましい進歩によって、3 次元画像処理を行うワークステーションが普及し、高精度の画像が得られるようになったため、国内でも広く行われるようになりました。2012 年に CTC が保険収載されると当院で導入が決まり、医師と診療放射線技師でトレーニングを積んだ上で、2013 年 3 月から一般診療での CTC 検査を開始しました。

　CTC では、撮影前に腸管の前処置（下剤で便を出しておく）と、腸管拡張（大腸をガスでふくらませる）が必要です。その後、腹部の CT を撮影し、ワークステーションで大腸像を抽出して、さまざまな 3 次元表示を行います。代表的な表示法として、バーチャル内視鏡像（図 1 、 2 ）とバーチャル X 線像（図 3 ）があり、ほかにも切除標本像、多断面表示像、通常 CT 像などがあります。これらを組み合わせて、大腸がんや大腸ポリープの診断を行います。

　CTC の診断能力はかなり高く、ポリープ発見を大腸内視鏡と比較した報告によると、大きさ 6 mm 以上のポリープの 90％が発見可能とされています。弱点は、平坦な腫瘍の発見が苦手なことです。

　CTC は画像の読影診断が難しいので、CT の知識だけでは不十分で、大腸疾患診療の経験豊富な医師と診療放射線技師が主体で運営する必要があります。当院のスタッフは内視鏡と注腸 X 線の経験が豊富であるため、スムーズに導入できました。また導入後の CTC 検査で多くのがんとポリープを発見しています。

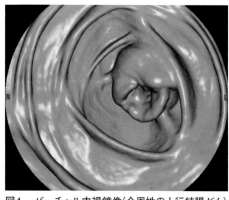

図1　バーチャル内視鏡像(全周性の上行結腸がん)

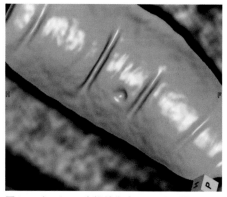

図2　バーチャル内視鏡像（4mm 大の横行結腸ポリープ）

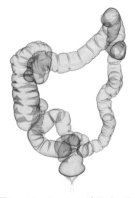

図3　バーチャル X 線像（正常者）

人間ドックにおける CTC について

　大腸がんによる死亡率は増加傾向にあり、男性では肺がん、胃がんについで3位、女性では1位です。しかし大腸がんは進行が比較的遅く、早期発見・早期治療すれば予後が良好です。

　当院の健康管理科では大腸がん検診に力を入れており、以前より便潜血検査と注腸X線を行ってきました。しかし注腸X線は受診者の苦痛がやや多く、得られる画像が不安定だという欠点があります。そこで人間ドックにもCTCを導入できるように、医師と診療放射線技師、看護師、事務職員で、東海地区の有名ドック施設を見学しました。そして、下剤などの前処置法を決定し、検査説明・同意書や読影診断基準を整備した上で、2014年4月にCTC検診を開始したのです。

　ドックでの検査法について、詳しく説明します。前処置は、残渣（ざんさ）の少ない特別な検査食と、錠剤や液体の下剤、水分摂取を組み合わせて行います。しかし多少は便が残るので、下剤にガストログラフィンという造影剤を混ぜて高濃度にしておき、残便が白く写るようにします（図4）。これをタギング（便標識）といい、診断時の便とポリープの区別に必要不可欠です。

　拡張は、細く柔らかいチューブを直腸に挿入し、鎮痙剤を筋肉注射して大腸の緊張を取った後に、専用の機器で炭酸ガスを自動的に持続注入します。炭酸ガスは空気と比べて速やかに腸管から吸収されるので、検査後の苦痛がほとんどありません。また、圧力が上昇すると注入が停止するため、非常に安全です。

　背臥位（あおむけ）と腹臥位（はらばい）で撮影し、さらに両側臥位（左下と右下）で撮影するので、計4回の撮影となりますが、検査時間は12分程度で済みます。もちろん、被曝を減らすために低線量の撮影を行っていますので、被曝量は8ミリシーベルトと、注腸X線の半分以下です。

　現在（2019年7月）までに、ドックCTC検査を221人に実施し（県下で2番目の件数）、注腸X線に比べて楽な検査であると好評です。要精査率は9％で、1人の早期がんと10人のポリープを発見し、その後、11人全員が内視鏡切除で治癒しました。

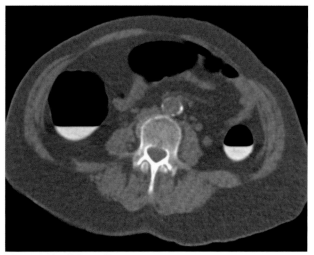

図4　タギング後 CT 像
（前処置で飲用した高濃度液が大腸内にたまっている）

　CTCは健康管理科の大腸検査として完全に定着しています。ただし、マンパワーとCT台数が少ないため、毎週2人の枠しかなく、需要に十分応えられていないのが現状です。

一般診療における CTC について

　一般診療でのCTC検査は、当初は消化器内科の依頼で大腸内視鏡検査と同じ日に行っていました。対象は、手術が必要な腫瘍（しゅよう）が内視鏡で発見された患者さんと、大腸の屈曲が強くて内視鏡で大腸の奥まで観察できなかった患者さんです。いずれも、従来は日を改めて下剤による前処置をかけた上で、注腸X線検査を実施していましたので、CTCは患者さんに非常に大きなメリットがありました。

　その後、人間ドック導入時にタギングによる前処置法や同意書などを整えたため、2014年4月から外来での予定検査ができるようになりました。主に、市町村の便潜血検査陽性で要精密検査になった場合や、癒着（ゆちゃく）などで内視鏡検査が難しい場合、他施設からの依頼があった場合に行っており、診療上おおいに役立っています。一般診療での検査人数は341人で、これも県下で2番目の件数です。

　このように、CTCは当院での大腸疾患診療の重要なツールの1つとなり、今後ますます発展していく勢いです。

今では当り前の放射線治療
がん治療3本柱の一つ

放射線治療科
こばやし ひでとし
小林 英敏

増加する岐阜県および全国のがん患者

岐阜県および全国においてもがん患者数は増加し、岐阜県では死亡原因の1位となっています(図1、2)。現在、人口の2分の1ががんに罹患するまでになっています。がん治療は抗がん剤、手術、そして放射線治療が3本柱といわれています。しかし、国内においてはがん患者さんの3分の1が放射線治療を受けるにすぎません。

高精度放射線照射装置は高価ですが、薬剤に比べれば、毎回の必要経費は安価です。さらに体への負担も少ない放射線治療を利用することによって、医療費の軽減を図ろうとする施策が現在積極的に行われています。外来放射線治療を推進することは、予想されるがん難民に対する一つの対策とされているようにもみえます。

新患数、放射線治療装置、常勤放射線治療医師は増加

していますが、まだまだ不十分です(図3)。国内における常勤放射線治療医の平均患者数は年間170人程度であり、当院はその3倍の患者さんを治療しています。日本医

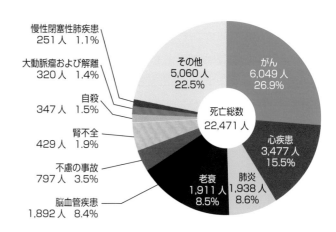

（岐阜県ホームページ『平成28年度衛生年報』をもとに作成）

図2　岐阜県の死因別死亡者数

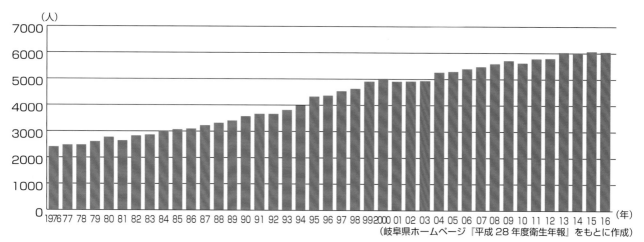

（岐阜県ホームページ『平成28年度衛生年報』をもとに作成）

図1　岐阜県のがんによる死亡者数

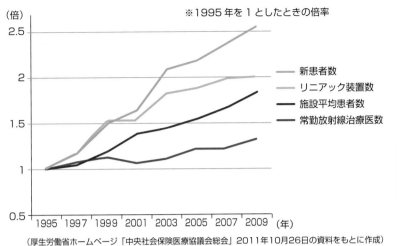

（厚生労働省ホームページ「中央社会保険医療協議会総会」2011年10月26日の資料をもとに作成）

図3　放射線治療を受けた患者数と担当放射線治療医師数の変遷

学放射線学会の専門医認定教育機関に認定され、その上、放射線腫瘍学会の施設認定Bを申請中です。

放射線治療とは

　まずは基本的なことから始めます。放射線治療とは、放射線を用いた治療行為をいいます。

【放射線治療の分類】

　放射線の種類による分類には、光子線と粒子線があります。粒子線は電子線、陽子線、中性子線、炭素イオン線に分けられます。

　治療行為による分類は、被曝体（患者さん）と線源との距離によって遠距離照射と近接照射に分けていました。今では遠距離照射ではなく外照射といいます。近接照射は密封小線源と非密封に分かれます。

　当院で可能な放射線治療は、光X線（正式には光子線）と電子線の外照射のみです。外照射での特殊な照射方法にはCRT（原体照射法）、SRT（定位放射線治療）、IMRT（強度変調放射線治療）およびTBI（全身照射）があります。すべて当院で行っています。

　治療行為目的による分類は、根治照射と、緩和照射に分けられます。根治とは病気を治す治療であり、緩和とは症状を治す治療です。肺がん患者さんの肺がんを治そうと意図した放射線治療は根治照射です。一方、肺がんによって起きている呼吸困難を治す治療は緩和照射となります。

　目的の違いは、1回の線量、分割回数、分割方法そして

照射部位に影響を与えます。根治照射の方が緩和照射よりも治療期間が長くなるのが通常です。統計はありませんが、国内における放射線治療は30～50％が緩和照射といわれています。当院では緩和医療の全体に占める割合は約20％以下です。

大垣市民病院での照射予定、計画、そして検証

　当院で根治照射が多く、粒子線や密封小線源がないのにもかかわらず、国内平均の何倍もの照射が可能となっているのは、その治療管理システムにあります。照射依頼の診察後に大まかな照射計画を医師が決定し、受付がスタッフと相談の上、予定カレンダーに計画CTならびに検証日時、そして照射開始予定を決めます。無駄に空いた時間のないように、適切なスケジュールが決められます。

　臨床は生き物ですので杓子定規にはいきませんが、できる限り整然と照射を執行していくことが可能となります。決まった予定を患者さんに説明するには、放射線治療に関する臨床的知識が必要ですので、認定看護師が担当しています。治療計画は医師の仕事です。医学物理士は治療計画の補助をしてくれます。最終的に予定までに検証を済ませて治療計画を完成させ登録するのは、医学物理士と放射線治療専門技師の仕事です。毎日の治療装置の管理確認は、放射線治療品質管理士の役割となっています。

　当院に放射線治療科が開設されて3年半ですが、スタッフの大きな協力で、今日も放射線治療が行われています。毎日適切に照射業務が行われ続けていることの結果は、治療成績に反映されます。

　頭頸部がんに対する放射線治療成績は国内トップクラスを持続し、中でも早期喉頭がんの喉頭温存率は100％です。2019年、放射線腫瘍学会に報告する当院の前立腺がんに対するIMRTの治療成績では、PSAでの制御率98％以上、直腸障害率1％以下という驚異的な成績でした。当り前のことを当り前に、毎日繰り返し行ってきた結果が、明らかになってきているということです。

集中治療室における早期離床・リハビリテーションの取り組み

患者さんの機能的予後改善のために

リハビリテーションセンター
主任
とべ かずたか
戸部 一隆

リハビリテーションセンター
室長補佐
かたおか たけひろ
片岡 竹弘

早期リハビリテーションの重要性

　集中治療室（以下、ICU）における治療は、「救命が第一の目的であり、救命された患者さんの機能的予後は二の次である」。これが、以前の集中治療の考え方でした。しかし医療の進歩とともにICUでの救命率が向上し、近年ではICUでの入院管理が身体や精神の機能に及ぼす影響にも注目が集まるようになりました。重症敗血症や全身性炎症に伴う多臓器不全、高血糖、副腎ステロイドや筋弛緩薬の使用、またそれらに伴った身体の不活動性などによって生じる神経筋障害（ICU-acquired weakness：ICU-AW）[1]や、ICUで治療中の重症症例の約3分の2が発症するとされるせん妄（ICU-acquired delirium：ICU-AD）[2]などがこれにあたり、その他メンタルヘルスの問題と併せてICU退室後も長期にわたり継続することが知られており、生命予後にまで影響するとされています[3]（post-intensive care syndrome：PICS、ICU後症候群）。

　これら合併症の予防、改善に向け、ICUからの早期リハビリテーションの重要性が謳われ、国内でもさまざまな施設でICU内におけるリハビリテーションを強化するため、ICUに理学療法士を配置する施設が増えてきました。当院では、それに先駆け2007年からICU専属の理学療法士を配置し、リハビリテーションを実施してきました。

ICU専属理学療法士の活動内容

　ICUでの早期離床を実施する際には、全身状態の変化に注意することはもちろんですが、それ以外にも、人工呼吸器をはじめとする各種医療機器や薬剤、ルート類などへの注意と知識が必要です。専属の理学療法士を配置することで、一般病棟では見慣れない環境下での安全かつ効果的なリハビリテーションの実施を可能としています。

　また、リハビリテーション医師を兼務している呼吸器内科医師と毎日、回診およびカンファレンスを行い、リハビリテーションの方針や実施内容の決定のみではなく、人工呼吸器の早期離脱に向けた呼吸管理サポートを行っています。さらに、毎日の集中治療医回診に参加することで、他職種との情報共有を図っています。

呼吸リハビリテーションの取り組み

　さまざまな理由でICUに入室となった患者さんには、人工呼吸管理を要する場合が多々あります。しかし挿管人工呼吸管理を行うことには、さまざまな合併症を併発するリスクが存在します。その一つにVAP（人工呼吸関連肺炎）という呼吸器合併症があり、発症率は8〜20％とされています[4]。また、長期人工呼吸管理になるほど発症率が増大することが知られています[4]。VAPは発症すると、その死亡率は20〜50％と高く、また人工呼吸日数、ICU在室日数を数倍に延長させるともいわれています[5]。当院では早期離床と並行し、呼吸リハビリテーションとして体位管理や、リクルートメント手技（虚脱した肺に圧力を加え膨らませる方法）にも力を入れており、過去の自験結果にて、VAP発生を防止する可能性を示しました（表）[6]。

	T1(理学療法なし)	T2(理学療法あり)
挿管人工呼吸管理数	211	224
(48時間以上)	(122)	(111)
無気肺数	84	62**
入室前より	44	36
入室後新たに	40	26*
無気肺解除例	10(11.9%)	17(27.4%)*
人工呼吸期間(日)	7.3±12.1	7.1±11.4
無気肺なし	5.1±6.0	5.7±8.2
無気肺あり	10.6±17.3	10.8±16.8
VAP発生数	25(22.5/1,000人工呼吸日)	1(0.64/1,000人工呼吸日)**
無気肺関連	16(64%)	1
死亡	12(48%)	1
VAP関連死亡	6(24%)	0
最終転帰		
生存退院	131(62.1%)	154(68.8%)
在室死亡	46(21.8%)	47(21.0%)
退室後死亡	34(16.1%)	23(10.3%)

表　理学療法士常駐前後でのそれぞれ半年間における ICU での 48 時間以上の
人工呼吸管理の VAP 発生数の変化

作業療法士や言語聴覚士の取り組み

　もともと嚥下機能に問題のない患者さんでも、挿管人工呼吸管理をしていると、その期間が長いほど嚥下障害発生のリスクが高くなります。そこで当院では、嚥下リハビリテーションの専門職である言語聴覚士が積極的に介入しています。毎朝の集中治療医回診への参加と抜管後の速やかな連絡体制づくりにより、タイムラグのない嚥下評価の介入を行い、できるだけ早期からの経口摂取を目指しています。

　また、ICU という特別な環境において、日内リズムを獲得することは、先に述べた ICU-AD の予防、改善の観点からも重要なことですが、そのためには早期から身辺動作の獲得を促し自発性をあげることで、日中の活動性を向上させることが望ましいと考えられます。当院では、作業療法士によるリハビリテーションも取り入れることで、これらの問題に対してのアプローチの幅を増やしています。

まとめ

　今後さらに充実したリハビリテーションを ICU 内に提供できるように、リハビリテーション専門職以外でも関われるようなマニュアルの作成を行っています。また、理学療法士だけでなく作業療法士や言語聴覚士の関わりを充実させ、多角的視点からのリハビリテーション介入を推進していきます。

【参考文献】
*1 Schefold JC、J cachexia sarcopenia muscle 2010;1:147
*2 Vasilevskis EE、et al:Reducing iatrogenic risks:ICU-acquired delirium and weakness—crossing the quality chasm。Chest、138:1224-1233、2010
*3 Needham DM、et al:Improving long-term outcomes after discharge from intensive care unit:report from a stakeholders' conference。Crit Care Med、40:502-509、2012
*4 Chastre J&Fagon JY:Ventilator-associated pneumonia。Am J Respir Crit Care Med、165:867-903、2002
*5 Safdar N、et al:Clinical and economic consequences of ventilator-associated pneumonia:a systematic review。Crit Care Med、33:2184-2193、2005
*6 安藤守秀、他『急性期呼吸リハビリテーションの無気肺の予防・解除に対する効果』(日本呼吸ケア・リハビリテーション学会誌、20:249-254、2010 年)

病院内で働く医療機器のスペシャリスト集団
臨床工学技士（CE：Clinical Engineer）

臨床工学技術科　科長補佐
山田 哲也

臨床工学技士に課せられた使命

　近年、医学の進歩につれて医療機器も高度化し、特に重症な患者さんの命は医療機器によって守られています。現代の医療は、高度な医療機器がなければ成り立ちません。その機器の保守管理を行い、的確な操作を行うことで患者さんの命を支えているのが、医学と工学の知識を兼ね備えた「命のエンジニア」である、私たち臨床工学技士です。

　当院の医療工学センターに在籍する臨床工学技士は、生命維持管理装置（人工心肺装置・補助循環装置・血液浄化装置・人工呼吸器・麻酔器、ペースメーカーなど）を始めとする医療機器のスペシャリストとして、操作およびトラブル対応、保守点検、院内教育等を行っており、次に示す医療現場にて、チーム医療の一員として活躍しています。
- 集中治療室や透析センターでの血液浄化装置の操作
- 病棟や集中治療室での人工呼吸器の操作および管理
- 心臓カテーテル室でのポリグラフ、血管内超音波診断装置、エキシマレーザー装置などの操作
- 手術室での電気メス、麻酔器、内視鏡装置、手術支援ロボット（DaVinci）、顕微鏡などの保守管理
- 医療工学センターでの輸液ポンプ、シリンジポンプなど、多数の院内共有貸出機器の保守管理
- 心臓手術における人工心肺装置の操作
- 重症循環不全や重症呼吸不全に用いる補助循環装置の操作
- 埋め込み型ペースメーカーや埋め込み型除細動器などの操作

　特に生命維持管理装置の操作を必要とする集中治療室

では、24時間365日常駐し、安全かつ質の高い医療の提供に努めています。

生命維持装置の質の高い操作および管理

　生命維持装置の中でも、当院の人工心肺装置、補助循環装置の操作および管理は、全国有名大学病院と比較しても決して引けを取らないという自信があります。また、体重1,500グラムの新生児から成人まで、安全な操作ができる体外循環認定技士が在籍していることも当院の強みです。人工心肺装置は、心臓手術の際、心臓を止めて手術を行いますが、その間、体循環、肺循環およびガス交換を代行する究極の生命維持装置となります。

　当院では、安全な操作を目的に、人工心肺の血液吸引操作、脱血の補助手段として、低陰圧吸引法の考案および定圧制御装置の開発、新生児の人工心肺では、充填血液および施行中の血液浄化法の考案（小山富生氏：現名古屋大

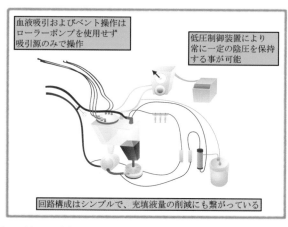

図1　低圧吸引法を使用した人工心肺装置

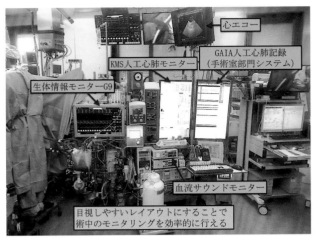

写真　視認性の良い人工心肺装置のコックピット

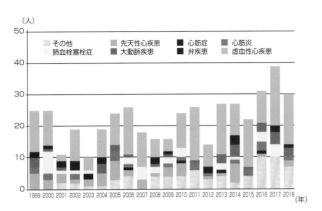

図2　補助循環症例（過去20年の推移、1999〜2018年）

1989年	劇症型心筋炎に補助循環施行（大垣市民病院初症例）
1989年	人工肺結露防止対策としてジェットベンチレーターを使用した持続ガスフラッシュ法を考案する
1993年	ヘパリンコーティング回路（Baxter Duraflo Ⅱ）使用開始
1994年	成人補助循環装置 Capiox SP101（テルモ）導入
1994年	テルモ Capiox EBS 心肺キッド使用開始　※この心肺キッドにより導入スピードが格段に上がった
1994年	新生児・小児補助循環装置 CP3000（トノクラ医科工業）導入
1995年	装置の機動性を重視した補助循環カートを設計（2号機）
1998年	血液回路改良　※シャント回路追加、回路採血、血液浄化装置の接続などの安全性向上
2000年	補助循環回路上に連続血液ガスモニタリング装置 CDI-500 導入
2005年	生体適合性向上を目的に X-coating 回路を使用する
2009年	装置を救急車内に持ち込めるようコンパクト化した補助循環カートを設計する
2011年	長期補助循環管理専用装置 SCPC System（ソーリン）導入
2011年	無侵襲混合血酸素飽和度監視装置 INVOS を施行中にモニタリング導入
2017年	成人補助循環装置 Capiox SP200（テルモ）導入
2017年	補助循環コンパクトカート設計（3号機）、回路保持ホルダー開発、成人補助循環回路部分修正
2018年	補助循環経過表自動記録導入、新生児・小児補助循環装置 HAS Ⅱ（泉工医科工業）導入

表　補助循環装置の工夫

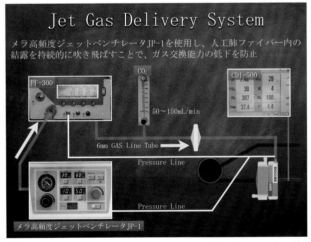

図3　高頻度ジェットベンチレーターによる持続的ガスフラッシュ法

学医学部附属病院 臨床工学技術部 技士長）をするなどの工夫をしています。特に、小山氏が考案した低陰圧吸引法を使用した人工心肺装置は、一般的な血液吸引に使用するローラーポンプを搭載しないため、複雑な人工心肺回路構成がシンプルとなり、操作性、安全性の向上に繋がっています（図1）。

また、人工心肺操作中は、装置計測器、生体情報パラメーターなど、各種モニターを航空機のコックピットを意識した視認性の良いレイアウトに配置し、操作者の負担を軽減することや、国内でも数少ない聴覚を利用した血流サウンドモニタリングを利用するなど、常に最先端を意識した、質の高い安全な人工心肺操作を心がけています（写真）。

補助循環装置は、不整脈や急性心筋梗塞などにより心肺停止状態になった場合に、呼吸と循環を補助する生命維持装置です。当院では、1989年に劇症型心筋炎の症例に補助循環を適応して以来、2019年8月までに605例に施行しています（図2）。

補助循環には、緊急対応があること、長期管理が必要になること、患者搬送を伴うこと、そして多職種による管理が必要になることなどの特徴があります。そこで私たちは、「表」に示すように、長年の経験を生かし補助循環を安全に施行するため、装置および回路、また管理面において種々の工夫をし、システムづくりを行ってきました。中でも、補助循環管理中の人工肺結露防止対策として、1989年に考案した高頻度ジェットベンチレーターによる持続的ガスフラッシュ法は、安定した血ガス管理を可能とし、世界にも類を見ないシステムになります（図3）。

このように、私たち大垣市民病院臨床工学技士は、医工学の知識からさまざまな技術を取り入れ工夫をし、安全

に機器の操作・管理を行うことで、良質な医療を提供するという、病院理念の一端を担っています。また、今後ますます増大する医療機器の安全確保、有効性維持に努め、現代医療に欠かせない医療機器のスペシャリストとして、日々努力をしています。

確かな技術が生み出す検査結果と弛まぬチャレンジ精神
良質な医療情報の提供

医療技術部診療検査科 検査部門　次長

奥田 清司
おくだ せいじ

はじめに

　当院の臨床検査部門は、常に迅速で精確な検査結果を提供しています。また、専門的な知識と技術を備え、県下最多登録者数ともいえる認定専門技師を各部署に配置し、臨床のさまざまな要望に応え活動しています（表1）。

　ここでは、県下および全国的な臨床ニーズに対応している、当院の先進的な検査室を紹介します。

最新鋭測定機器と外部評価認定を受けた高精度検査データの提供（中央検査室）

　当検査室にて実施している検査項目は、生化学検査、免疫血清検査をはじめ、ウイルス感染症検査、各種ホルモン検査あるいは腫瘍マーカーなど約200項目、検査件数

としては年間約600万件を超え、東海エリアでもトップクラスの実績を誇っています（表2）。

　大量の検体を処理するため、2017年の機器更新時に検査結果報告時間の短縮（Turnaround Time）を最大の目的に分析装置のミラー方式を採用した、県下でも類をみない検体検査搬送システム（Laboratory Automation System）と検査情報システムを導入しました。

　また、専従の臨床検査専門医を中心に、異常値、パニック値の管理、報告や精度管理を行い、信頼あるデータを毎日提供しています。この検査データの提供のために、各種認定専門技師と臨床検査専門医を中心としたR-CPC（Reversed Clinico-Pathological Conference）や症例検討会を実施しています。

　細菌検査部門では、菌血症の診断と適正な抗菌薬選択のために必要な血液培養検査が1,000セット以上と岐阜県下で最多であり、大曲らの報告[1]によると、1,000患者／日あたりセット数の中央値は25.2セットとされていますが、当院は60セットと2倍以上となっています。また、複数セット採取率も95%以上と、県内の加算1施設の平均より高い水準で推移しています。

　採血件数も、年間143,000件と県下最多です。採血患者のほとんどが午前中に集中しており、効率的かつ安全に行うために、採血支援システムの導入や患者誤認防止システムの導入がなされ、スムーズな採血が実施されています。

　外部精度管理の成績については、日本医師会、日本臨床衛生検査技師会など、常に高い評価を得ています。

認定資格	人数	認定資格	人数
緊急臨床検査士	34	認定心電検査技師（日本臨床衛生検査技師会）	2
2級臨床検査士 （血液、神経生理、循環生理、病理、微生物）	18	心臓リハビリテーション指導士	1
認定血液検査技師	2	睡眠医療認定検査技師	1
認定一般検査技師	2	日本糖尿病療養指導士	3
認定輸血検査技師	3	日本臨床神経生理学会認定技師 （脳波分野、筋電図・神経伝導分野）	1
細胞治療認定管理士	2	超音波検査士 （体表臓器、循環器、消化器、泌尿器、 産婦人科、健診、血管）	20
認定臨床微生物検査技師	3	血管診療技師	1
感染制御認定微生物検査技師	3	健康食品管理士	5
細胞検査士	9	栄養サポートチーム専門療法士	2
国際細胞検査士	6	特定化学物質および四アルキル鉛等作業主任者	4
認定病理検査技師	2	岐阜県糖尿病療養指導士	2
認定心電検査技師（日本不整脈心電学会）	4	有機溶剤作業主任者	1

表1　当院の認定資格一覧（2019年10月現在）

いち早い新領域への参画と県下で数少ない施設認定（生理機能検査室）

全国的にも「チーム医療」という言葉のなかった1997年7月より、検査室内での検査にとどまらず、循環器内科での不整脈治療である経皮的カテーテル心筋焼灼術（高周波・冷凍凝固カテーテルアブレーション）に、そのメンバーとして臨床検査技師がいち早く参加しています（2018年実績：1,066件）。

また、脳神経外科、耳鼻咽喉科、胸部外科、循環器内科などの手術前および手術中の誘発脳波検査モニタリングを2015年より参画し、チーム医療のスタッフとして取り組んでいます（2018年実績：69件）。

さらに当院は、自動聴性脳幹反応（Automated Auditory Brainstem Response）を行うことのできる数少ない施設であり、新生児聴力検査の指定病院に認定されています。

項目＼年度		2014	2015	2016	2017	2018
	一般検査	793,426	786,768	771,490	768,042	761,504
	免疫学検査	392,641	403,817	400,904	410,522	406,755
	生化学検査	3,271,938	3,392,028	3,366,580	3,409,988	3,524,556
	血液学検査	1,318,590	1,352,172	1,325,336	1,318,114	1,339,973
生理機能検査	安静時心電図	35,236	35,313	35,009	34,986	34,666
	負荷心電図検査	4,683	4,243	4,026	3,726	3,749
	長時間心電図法	3,216	2,956	2,975	3,331	3,634
	カテーテル検査	312	325	381	765	1,066
	脳波検査	1,873	1,970	1,744	1,750	1,947
	肺機能検査	11,095	14,206	14,262	13,168	13,185
	PSG検査（簡易法を含む）	203	215	148	174	157
	誘発脳波検査	853	850	801	665	710
	平衡機能検査	196	118	144	90	55
	神経・筋検査	6,114	5,691	4,894	4,333	4,143
	術中モニタリング	38	35	36	37	69
微生物学検査	一般細菌検査	25,560	28,145	31,370	33,530	43,699
	一般細菌感受性	6,242	6,181	6,801	7,326	8,049
	抗酸菌培養・感受性	3,068	3,226	3,572	3,395	4,106
	迅速検査	2,583	6,063	6,760	7,733	8,114
	PCR(LAMP)	462	1,414	1,748	1,018	1,057
外来採血患者数		159,479	150,932	141,396	140,856	143,053

表2　当院の検査取り扱い件数（2014～2018年度）

（単位）

項目＼年度	2014	2015	2016	2017	2018
赤血球濃厚液	11868	11741	11782	12186	12014
濃厚血小板	17960	14630	12120	13205	13370
新鮮凍結血漿	4227	2828	3920	3926	3095
自己血	238	176	124	180	138

表3　当院の使用血液製剤量（2014～2018年度）

県下初の認定施設取得とモデル病院としての取り組み（輸血センター）

輸血医療は、WHOが各国に求める輸血医療体制に従って、各国の定めるガイドラインを遵守して実施されるものです。国内においても厚労省が定める指針に従って、これを遵守し、安全かつ適正な輸血医療を実施する必要があります。

当院では、日本医療機能評価機構による認定のほか、より厳しい基準とされる日本輸血・細胞治療学会による病院輸血機能評価認定制度において、県下で初の認定を受けており（全国輸血供給医療機関9,700に対して143施設が認定。全国62番目）、極めて高いレベルで輸血の管理・実施体制基準が満たされています。

輸血用血液製剤は善意の無償の献血による、きわめて貴重な医療資源です。これらを安全かつ適正に管理・使用することは、薬害エイズ事件の後、成立した血液新法からも、医療機関の責務です。

当院では、日本輸血・細胞治療学会認定輸血検査技師3人が在籍し、高いレベルの検査体制を有しており、県下ではトップクラスの製剤使用量（単位）と検査数を実施しています（表3）。

また、輸血センター長の小杉部長が部会長を務める岐阜県合同輸血療法委員会専門部会においても、全国的なモデル病院として、近隣病院と連携しながら、東海地区、岐阜県内の輸血医療体制を牽引しています。また、国際協力として、JICA（国際協力機構）の選定により、「ケニア共和国輸血血液の安全性確保プロジェクト」の研修施設を担い、派遣指導にも応じてきました。

学会認定資格としての認定医、認定輸血検査技師、臨床輸血看護師、細胞治療認定管理師などの専門性資格保有者や薬剤師、看護師も多数参加し、輸血療法委員会のもと、輸血チーム医療を構成して活動しています。

【参考文献】
1）大曲貴夫：日本の病院における血液培養採取状況および陽性率の実態調査—パイロットスタディ—：日本臨床微生物学雑誌 2012-22(1)13-19

充実した検査体制で、がん治療に寄与
病理検査

医療技術部診療検査科 病理細胞診室　室長
あさの　あつし
浅野 敦

認定技師が検査をリード

　病理検査は、確定診断や治療方針決定、予後予測を目的とする検査であり、当院の病理細胞診室は、がん治療に寄与することを主眼として行っています。病理細胞診室には9人の常勤病理検査技師が在籍し、病理検査や細胞検査に係る専門の認定資格を積極的に取得しています。

　現在当院には、日本臨床細胞学会が認定する細胞検査士、国際細胞学会が認定する国際細胞検査士、日本臨床衛生検査技師会が認定する認定病理検査技師、日本臨床検査同学院が認定する二級臨床検査士（病理学）の取得者がいます（表1）。

（単位：人）

認定資格	取得人数
認定病理検査技師	1
二級臨床検査士（病理学）	7
細胞検査士	7
国際細胞検査士	3
特定化学物質および 四アルキル鉛等作業主任者	3
有機溶剤作業主任者	1

表1　病理検査・細胞検査に係る専門資格取得者数（当院病理細胞診室所属者）

免疫組織化学染色が充実

　組織検査において年々需要が高まってきている免疫組織化学染色（表2）は、現在110種の抗体を保持しており、多種にわたって疾患鑑別を行っています。2008年に自動免疫染色装置を導入し、コンパニオン診断（医薬品の効果や副作用を、投薬前に予測するために行う臨床検査）では、2010年より乳がんに対するHER2（HercepTest）、2015年より肺がんに対するALK（ヒストファイン ALK iAEP）、2017年より肺がんに対するPD-L1（IHC 22C3 pharm DX）、そして2018年より大腸がんに対する上皮成長因子受容体（EGFR pharm DX）の院内実施を開始しました。特に、肺がんに対する免疫チェックポイント阻害薬の治療効果予測であるPD-L1を測定できるのは岐阜県内では当院だけであり、迅速な検査結果の提供によりストレスなく、治療を開始することが可能となっています。

　検体提出から結果報告まで約30分で行う、術中迅速組織検査も院内で実施しています。年間200件を超える依頼がありますが、この術中迅速検査においても免疫組織化学染色を行える体制を整えています。岐阜県では他県に先駆けて迅速免疫組織化学染色の条件を検討し、2017年より運用を開始しました。

　細胞検査においても、免疫組織化学染色の有用性が示されています。当院では、5年前より体腔液を中心にアルギン酸ナトリウム処理によるセルブロックを作製し、MOC-31、カルレチニン、ポドプラニン、デスミン、EMA、サイトケラチン5/6、p40、TTF-1、クロモグラニンA、シナ

（単位：件）

	2014年	2015年	2016年	2017年	2018年
HER2	416	500	452	497	504
ER	284	318	314	326	290
PgR	283	319	313	325	290
PD-L1	-	-	-	121	137
肺がんALK	-	56	72	100	105
EGFR	-	-	-	-	199
4種抗体以上使用 対象疾患症例	437	466	506	554	571
上記以外 通常加算症例	1271	1282	1231	1339	1475
総計	2691	2941	2888	3262	3571

表2　免疫組織化学染色（過去5年間の件数）

プトフィジン、CD56、CD68、CD20、CD3などの抗体を使用して、腫瘍細胞の検索を積極的に行っています。

出張細胞検査

　細胞検査では、生検回数や穿刺吸引回数を無駄に増やすことなく、質の高い検査を担保する目的で、外来や病棟に赴いての検査も実施しています。頭頸部・耳鼻いんこう科や歯科口腔外科で甲状腺、唾液腺、リンパ節の穿刺吸引、口腔内擦過を行う際には、細胞検査士が現場に出向き、臨床診断および画像所見を確認した上で、適切な検体処理を行っています（ベッドサイド検体処理）。

　また、呼吸器内科で行われる経気管支肺生検（TBLB：TransBronchial Lung Biopsy）や消化器内科で行われる超音波内視鏡下穿刺吸引検査（EUS-FNA：Endoscopic Ultrasound-Fine Needle Aspiration）では、細胞検査士による検体処理に加えて、その場で染色および検鏡をする迅速細胞診検査（ROSE：rapid on-site cytologic evaluation）を積極的に実施しています（表3）。この迅速細胞診検査は、充実した病理スタッフと臨床医の連携が不可欠ですが、実施可能な施設は東海地域でも限られています。

（単位：件）

		2014年	2015年	2016年	2017年	2018年
迅速細胞診検査 （ROSE）	消化器内科	18	16	21	22	27
	呼吸器内科	45	25	66	70	62
ベッドサイド 検体処理	頭頸部 耳鼻いんこう科	443	463	446	471	483
	歯科口腔外科	181	223	217	211	325

表3　検査室外細胞検査（出張細胞検査、過去5年間の件数）

遺伝子検査

　がん細胞遺伝子の異常を検索する遺伝子検査は、がん

患者さんごとに治療方針を決める個別化医療（Precision Medicine）では必須とされています。しかしながら、ほとんどの医療機関では、人材不足と該当する取り扱い症例数の少なさから、外部委託検査としています。外部委託検査では、検査依頼から結果報告まで少なくとも1週間程度かかるといわれています。

　当院では迅速ながん治療実施に向けて、2017年6月にPCR（Polymerase Chain Reaction）検査用核酸増幅・解析装置を導入し、翌7月から肺がんに対するEGFR（Epidermal Growth Factor Receptor）変異検査を、2018年4月からは大腸がんに対するRAS-BRAF変異検査を、院内検査として開始しました。これにより、検査依頼の翌日に結果報告することが可能となりました。2018年の実績では、肺がんEGFR変異検査を152件、大腸がんRAS-BRAF変異検査を223件実施し、現在では月平均40件、多い月では50件を超す検査を実施しています。

　当院が名古屋大学医学部附属病院の連携病院として参画するがんゲノム医療では、病理検体を用いて腫瘍細胞の遺伝子を網羅的に検索するパネル検査が行われます。腫瘍細胞の核酸品質を担保するため認定病理検査技師が中心となって、摘出された組織のサンプリング・固定・標本作製・保存を管理しています。また、ゲノムセンタースタッフ、主治医、中央手術室スタッフとも連携をとって適切ながんゲノム医療に努めています。

精度管理で検査の質を担保

　当院は、組織検査、細胞検査ともに年間13,000件に及ぶ検査依頼があり、岐阜県の医療機関ではトップクラスです。この数多い検査の質を保つために、外部精度管理（External Quality Control）と内部精度管理（Internal Quality Control）に力を入れています。

　外部精度管理は、日本臨床衛生検査技師会、日本病理精度保証機構、日本臨床細胞学会、岐阜県臨床検査技師会が実施する外部精度管理調査に毎年参加し、高い評価を得ています。内部精度管理では、標準物質（コントロール切片）を用いて各種染色の妥当性確認、機器の動作点検を毎日欠かさず行っています。これにより、精度の高い病理検査結果を臨床に提供することを可能としています。

読影補助の現状

co-medical としての連携体制

医療技術部診療検査科 画像部門　科長

竹島 賢治
（たけしま　けんじ）

読影補助について

　医療の中で「読影」とは、診療放射線技師が撮影した画像や動画、検査結果から画像診断を行い、その所見より現在の病態を読み取る作業です。今後に必要となる検査や、治療方針の決定を行うために非常に重要な役割を果たすもので、一般的に医師が行っているのが現状です。

　しかし2010年4月30日に厚生労働省医政局長から、多くの医療専門職がそれぞれの専門性を最大限に発揮し、連携・協議して双方的なコミュニケーションをとり、患者中心の医療を提供していくことを目的に、診療放射線技師がチーム医療の一環として① 画像診断における読影の補助を行うこと、② 放射線検査等に関する説明・相談を行うこと、という主旨の「医療スタッフの協働・連携によるチーム医療の推進について」が通知されました。

　当院の読影補助の歴史は厚労省通知の35年前、1975年のバリウムを使った消化管透視、点滴静注胆道造影と核医学のシンチグラフィの所見コメント作成から始まります。当時の診療放射線技師は、外科と消化器内科の症例検討会に必ず参加し、そこで自己のスキルアップのために消化器内科医師に勧められて始まりました。

　その後、1978年にCT検査と超音波検査、1986年に血管造影検査、そして1989年にMRI検査の所見コメントの提出を開始しました。またその後、当院のIT化が進み、2007年にレポーティングシステムが導入され効率が飛躍的に向上しました。そして2008年、PET-CT装置の導入に伴い一次読影が開始され、現在に至ります（図1）。

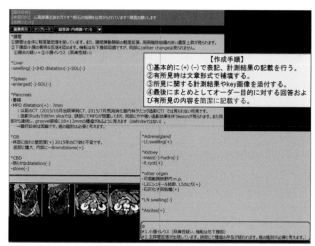

図1　所見コメントの実際

　現在では単純X線写真と頭部・整形領域のCT検査を除いたほぼすべての検査画像が対象となり、年間113,472件（2018年度実績）の一次読影を行っています。また読影補助は夜間・休日の救命救急業務中でも例外なく行っているまれな施設です[1]。

当院の読影補助の効果とそのシステム

　「画像診断」は一人でも多くの「眼」で、多方面からの視野で所見を検索することが大切で、症例検討会などを行っていますが、日常の外来診察中は不可能です。しかし、そのような場合でも診断医のみならず診療放射線技師が行う読影補助は、複数の医療関係者が一つの画像を診るという点では、病態、疾病を検出する上で患者さんの診断に大きく貢献していると考えます。

　救命救急X線撮影室のCT検査に読影補助を導入する

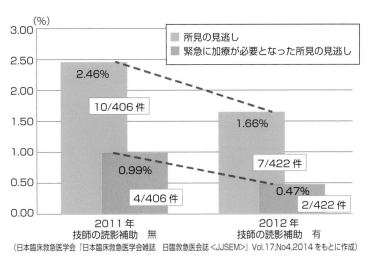

（日本臨床救急医学会『日本臨床救急医学会雑誌　日臨救急医会誌〈JJSEM〉』Vol.17,No4,2014をもとに作成）

図2　胸腹部CTにおける画像所見の見逃し件数の推移

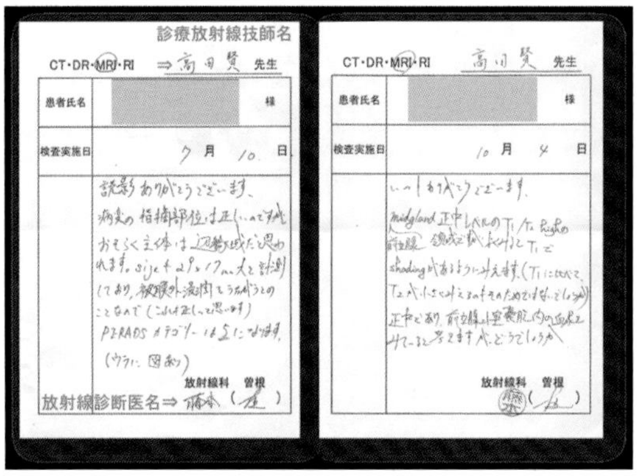

図3　放射線診断医からのフィードバック

前の2011年と、導入後の2012年の6〜7月の2か月間の所見の見逃し件数を検討した結果、導入後は見逃し件数が減少傾向にあり、特に緊急に加療が必要となった所見の見逃しは半減しています[2]（図2）。

　当院の読影補助のシステムは、まず私たち診療放射線技師が「一次読影者」として所見コメントを作成します。そして検査依頼医や放射線診断医が「二次読影者（診断確定医）」として、所見コメントと画像を見ながら所見レポートを完成させます。

　所見レポートはCT検査の場合、効率と迅速性を重視して撮影者とコメント作成者が別で対応しています。また超音波検査の場合は、撮影者がベッドサイドで直接患者さんに接して行う検査のため、規則正しく整列した断層像が安定して得られるCTやMRI検査と異なり、撮影者の個性やスキルにより撮影法や得られる画像が異なる場合もあるため、必ず撮影者が自ら行います。これはバリウム等による胃や大腸の消化管造影検査も同様で、検査中に気づいた所見や病態、患者さんの様子を余すことなく所見コメントに反映させるためです。

　読影補助の一環としてパニックデータ報告があります。これは検査中に想定外所見や重篤な病変を撮影者が発見した場合、即座に検査依頼医や主治医にその旨を報告するシステムです。これにより重篤な病態がそのまま放置されることなく、無症状の重病患者さんへの対応も飛躍的に短縮されます。

　より良い読影補助を行っていく上で私たちが日ごろ心がけていることは、症例検討会に参加し、医師とのコミュニケーションが密にとれるような環境を整え、数多くの症例の特徴を学習することです。そして放射線診断医からの所見レポートのフィードバック（図3）は、読影補助を行っていく上で非常に重要な教材となっています。さらに、学術活動があげられます。当部門の学術活動は活発で、内容も技師対象の学会のみならず、医師や工学系、専門家が集う全国レベルの大会にも数多く発表し、日頃から自己研鑽に励んでいます。また講演依頼も多く、共著もたくさんあります。

　これらの活発な活動の裏には各自の熱意・向上心もありますが、院長をはじめとする当院の手厚い支援体制があります。この制度は私たちの学術活動の原動力の一つとなっています。

最後に

　今後も私たち診療放射線技師はco-medical（コメディカル）として自己研鑽を惜しまず、最良の画像情報の提供をすると共に、充分な知識と経験に裏付けされた読影補助と連携で、チーム医療の一員として地域の皆さまの健康維持に貢献していきます。

【参考文献】
1）安部威彦、他：救急医療における診療放射線技師の読影補助の現状と課題（アンケート調査からみた読影補助のあり方について）．日本診療放射線技師会誌　2018, vol.65 no.789, 668-693.
2）市川宏紀、他：夜間・休日救急診療における診療放射線技師によるＣＴ読影補助の効果．日臨救急医学会雑誌（JJSEM）, 2014, vol.17, no.4, 535-542.

「チーム OASiS」の活動で、さらに充実した体制へ
通院治療センターの役割

通院治療センター　主任
二ノ宮 絵美
にのみやえみ

薬剤師　主査
浅野 裕紀
あさのひろき

通院治療センターとは

通院治療センターは、2007年1月、外来化学療法部門としてベッド数30床で、新設病棟の最上階に開設されました。がんに対する外来化学療法を、安全かつ適正に管理・実施する部署です。

外来化学療法が行われる仕組みには、主に各診療科主導の「処置室型」と腫瘍内科主導による「腫瘍内科型」の2種類があり、当センターでは診療科としての腫瘍内科はありませんが、「腫瘍内科型」を採用しています。院内の主治医が病気の把握や治療効果判定を行い、当センター医は、主治医から紹介を受けて、化学療法の治療管理について全権を担います。化学療法が始まってからは、延期や中止も含めて問題が生じた際は、主治医と連絡をとりながら治療を行っています。

各診療科の主治医は、センター医への依頼時に、告知の状況からレジメンやコース数の指示、検査値まであらゆる患者情報を伝達し、その情報をもとに、センター医が患者さんごとの化学療法の規定となる「患者サマリー」を作成します。その後はセンター医がレジメンをオーダーし、検査予約、診察日予約、経過観察、副作用マネジメントなどの治療管理をすべて行っています。「レジメン」とは、抗がん剤の治療計画のことで、投与量やスケジュールなどをあらかじめセットとして登録してあります。これにより、統一的で間違いのない安全な治療を実施することができます。

常駐スタッフは、医師については常勤医師が1人。曜日担当で診察医1人、処置医2人の計3人が毎日の診療に

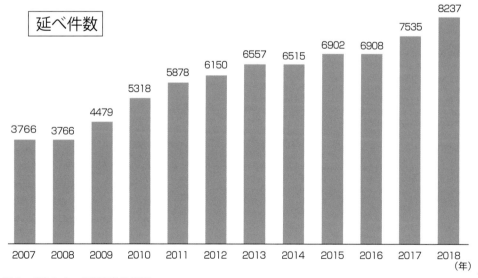

延べ件数

2007 3766
2008 3766
2009 4479
2010 5318
2011 5878
2012 6150
2013 6557
2014 6515
2015 6902
2016 6908
2017 7535
2018 8237

2007 2008 2009 2010 2011 2012 2013 2014 2015 2016 2017 2018（年）

図1　当センターの患者数の推移

あたっています。薬剤師は、曜日担当で2〜3人配置されています。看護師は常勤6人、短時間勤務2人、補助員2人、そして、事務と調製した抗がん剤などを運搬する専属SPDが1人配属されています。

当センターには、1日平均約40人、多い日には70人を超える患者さんが通院治療に来院します。来院した患者さんに対し、まず看護師が血圧や脈拍、体温を測定し、その日の状態を確認し、副作用の有無・程度や体重の増減の確認を行います。これらの情報と採血などの検査結果を、医師3人が確認し、治療の可否を判断します。薬剤師は、患者さんと面談を行い、副作用に対する処方提案を行うなど、支持療法に力を入れています。患者さんが日常生活や社会生活を送りながら、安心して安全な治療を継続できるよう、医師・薬剤師・看護師・補助員で情報共有を行い、チーム医療を行っているのです。

患者数は開設当初から年々増加し、開設当初3,766件に対して、2018年度は8,237件で2倍以上に増加しています（図1）。がん種別では、大腸がんが31％で最も多く、ついで乳がん19％、肺がん14％、造血器腫瘍11％、胃がん8％となっています（図2）。

また、がんの三大治療である、手術（外科治療）、薬物療法（抗がん剤治療）、放射線治療以外にも、第四のがん治療とも呼ばれる、免疫治療の一種である「免疫チェックポイント阻害薬」（以下、ICI）が導入され、対象疾患の拡大に伴って、投与患者数は増加しています。

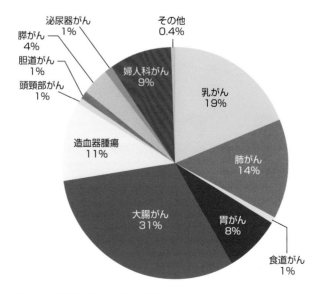

図2　来院する患者のがんの種類

ICI と「チーム OASiS」

PD-1、PD-L1の結合によりリンパ球機能を抑えられる状態は、実は、正常細胞が免疫細胞からの攻撃を逃れるシステムにも関与しています。このため、ICI投与により、ブレーキを外された免疫担当細胞が暴走し、正常な細胞を攻撃することで種々の副作用が生じることがあります。甲状腺のホルモン産生細胞や膵臓のインスリン分泌細胞などの障害による内分泌系の障害、間質性肺炎、大腸炎、肝障害などの自己免疫性疾患様の障害です。これまでのがん細胞を直接攻撃する薬剤による、正常な細胞が障害されて出現する副作用とは全く異なった副作用が認められるようになったのです。このため、副作用が認められた場合には、当院のいろいろな科が協力して対応することが必要となります。

当院では2018年8月に、ICIに対する院内チーム「OASiS」（Ogaki Alliance System for irAE Support）を立ち上げました。医療スタッフが、各々の高い専門性を前提に目的と情報を共有し、業務を分担しつつも互いに連携・補完し合い、患者さんの状況に的確に対応しうる医療を提供できる体制づくりを目的としています。ICIを用いて治療を行う科、治療は行わないが副作用が出現する可能性がある臓器の診療科に加え、薬剤師・看護師・臨床検査技師や医事課事務員まで含めて、多職種のチームでのサポート体制を整えています。

ICI治療が終了したあと、どの時点で副作用が出現するか未知の部分もあるため、院内の連携のみでなく、西濃地域各医療機関と協力して、患者さんの経過を診ていく必要もあります。

当院は「地域がん診療連携拠点病院」の指定を受けており、通院治療センター「チームOASiS」の活動を通して、病病・病診連携をさらに充実したものにしていこうと考えています。

専門性を生かした、薬剤師のチーム医療への参画
がん医療と急性中毒診療への貢献

薬剤部　部長
よしむら　ともあき
吉村　知哲

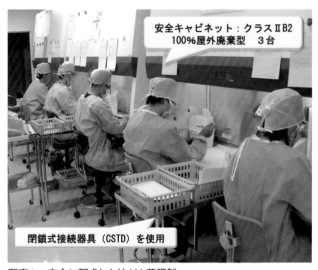

安全キャビネット：クラスⅡB2
100%屋外廃棄型　3台

閉鎖式接続器具（CSTD）を使用

写真1　安全に配慮した抗がん薬調製

がん専門薬剤師による
がん医療への取り組み

　日本医療薬学会認定がん専門薬剤師13人が在籍し、レジメン審査・登録・管理、抗がん薬調製、治療内容の監査など、院内のがん薬物療法が安全に実施できるように管理するとともに、病棟、通院治療センター、薬剤師外来で専門性を発揮しています（図1）。

1．レジメン登録・抗がん薬調製

　2019年7月現在、外来レジメン384、入院レジメン662が登録されています。レジメン審査・登録・管理はがん専門薬剤師の重要な業務の1つです。

　抗がん薬調製は、安全キャビネットにおいて十分な曝露対策を施した環境下で休日も薬剤師が調製しています。特に危険度の高い抗がん薬の調製には閉鎖式接続器具（CSTD）を使用しています（写真1）。調製件数は約950件／月です。

2．経口抗がん薬に対する薬剤師による
　　医師の診察前面談（薬剤師外来）

　外来服薬指導室において、がん専門薬剤師が経口抗がん薬を対象に薬剤師外来を行っています。初回は、医師の診察後に抗がん薬の種類、服用方法、副作用に関する説明を行います。2回目以降は、医師の診察前に服薬状況の確認、副作用モニタリング、支持療法薬の処方提案、残薬調整などを行い医師に情報提供します（図2）。また、自宅での治療となるため「困ったときの対応策」として電話相談も実施しています。面談件数は約200件／月で、そのうちの約40%の患者さんにおいて薬剤師から医師に助言・

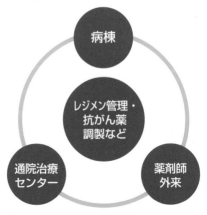

レジメン管理・
抗がん薬
調製など

病棟

通院治療
センター

薬剤師
外来

図1　がん専門薬剤師の配置

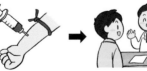

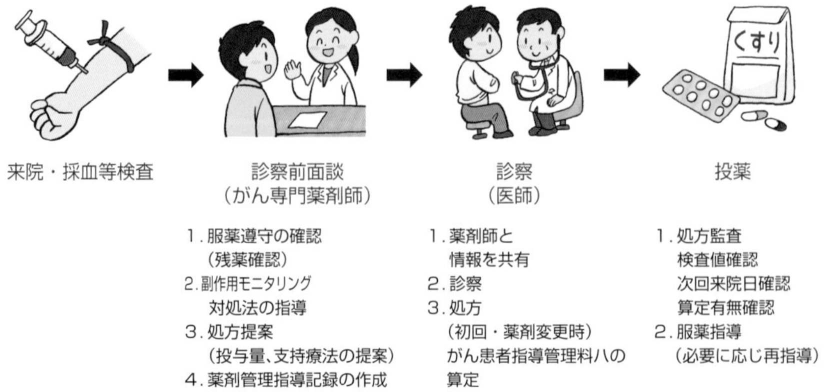

来院・採血等検査

診察前面談
（がん専門薬剤師）

診察
（医師）

投薬

1. 服薬遵守の確認
　（残薬確認）
2. 副作用モニタリング
　対処法の指導
3. 処方提案
　（投与量、支持療法の提案）
4. 薬剤管理指導記録の作成

1. 薬剤師と
　情報を共有
2. 診察
3. 処方
　（初回・薬剤変更時）
　がん患者指導管理料ハの
　算定

1. 処方監査
　検査値確認
　次回来院日確認
　算定有無確認
2. 服薬指導
　（必要に応じ再指導）

図2　薬剤師外来の流れ（2回目以降）

提案などを行っています。薬剤師外来における残薬調整金額は約50万円／月に上ります[1]。

3. 通院治療センター・病棟での関わり

　通院治療センターおよびがん患者さんが入院する各病棟において、がん薬物療法が安全に行えるように治療内容の説明、監査、副作用マネジメントなどに積極的に関わっています。通院治療センターでは、がん専門薬剤師を中心に1日2人の薬剤師が担当し、治療内容の説明、副作用マネジメントなどにおいて中心的な役割を担っています。＊通院治療センターでの活動については別項（110ページ）参照。

急性中毒診療へのバックアップ

1. 中毒チーム薬剤師による情報活動

　当院の救命救急センターは年間4万人の患者さんを受け入れており、そのうち急性薬物中毒の患者さんは約80件（異物誤飲を除く）になります。急性薬物中毒は、緊急性の高い疾患の1つであり、迅速な原因物質の特定と治療の開始が予後を決める重要な因子となる一方、対象となる薬毒物は数万種類に及ぶため、専門的な対応が必要となります。そのため、薬剤部では中毒チームを立ち上げ、24時間体制で急性薬物中毒患者さんの治療に必要な情報提供や原因物質の分析、治療方法の提案、処置後のフォローアップなどを行い、救命救急センターの活動を支えています。

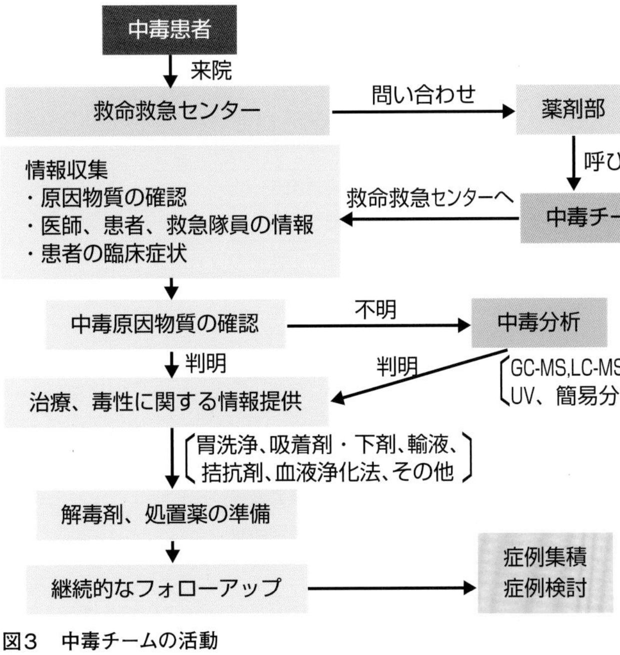

　中毒チームは1979年より活動を開始し、現在は日本中毒学会認定クリニカル・トキシコロジストの資格をもつ2人を含めた13人のメンバーで構成しています。急性中毒患者さんが来院したときには、救命救急センターへ出向き、医師、看護師、救急隊員、家族や患者さん本人から情報を集め、中毒原因物質の確認を行い、毒性および治療法についての情報提供を行います。また常日頃から、一定水準の中毒対応が行えるように分析機器のメンテナンスや解毒剤・拮抗剤の管理も実施しています。中毒チームの活動を図3に示します。

2. 中毒原因物質同定を目的とした中毒分析

　2012年に救命救急センターが開設された際に薬物分析室が設けられ、より高度な中毒分析が可能になりました。現在、GC-MS、LC-MS/MS、分光光度計などの分析機器をそろえており、1,268成分（医薬品312、違法薬物635、自然毒62、農薬259）の検出が可能となっています（写真2）。中毒チームが中心となって現在までに68件の薬毒物分析を行い、その内訳は、睡眠導入剤、向精神薬、覚せい剤、消毒剤、農薬など多岐にわたり、対象物質に応じて分析機器を使い分けています。2014年の診療報酬改定の際に「急性薬毒物中毒加算1」（5,000点／回）が特定の13品目を測定した場合に算定可能となり、現在までに18件を算定しています。

【参考文献】
1）『経口抗がん薬服用患者に対する薬剤師外来における残薬確認の有用性』郷真貴子、川地志緒里、宇佐美英積、木村美智男、吉村知哲、医療薬学、44、280-287、2018

図3　中毒チームの活動

中毒患者
↓来院
救命救急センター —問い合わせ→ 薬剤部
↓呼び出し
情報収集
・原因物質の確認
・医師、患者、救急隊員の情報
・患者の臨床症状
←救命救急センターへ— 中毒チーム
↓
中毒原因物質の確認 —不明→ 中毒分析
↓判明　　　判明　　{GC-MS,LC-MS/MS、UV、簡易分析}
治療、毒性に関する情報提供
↓{胃洗浄、吸着剤・下剤・輸液、拮抗剤、血液浄化法、その他}
解毒剤、処置薬の準備
↓
継続的なフォローアップ —→ 症例集積 症例検討

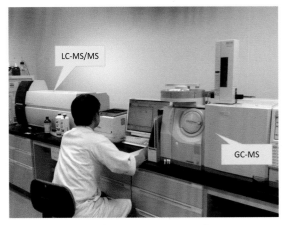

写真2　薬物分析室（GC-MS、LC-MS/MS）

実践のスペシャリストとして活躍

専門・認定看護師とは

看護部　看護部長
しかの　ゆみこ
鹿野 由美子

　専門看護師は、水準の高い看護を効率よく行うため技術と知識を深め、卓越した看護を実践できると認められた看護師です。「専門看護分野」ごとに、日本看護協会が認定しています。一方、認定看護師は、高度化し専門分化が進む医療の現場において、水準の高い看護を実践できると認められた看護師です。「認定看護分野」ごとに、日本看護協会が認定しています。

専門／認定	専門分野	人数
専門看護師	がん看護	1
認定看護師	緩和ケア	3
	がん化学療法看護	1
	がん放射線療法看護	1
	がん性疼痛看護	1
	皮膚・排泄ケア	3
	感染管理	2
	救急看護	3
	小児救急看護	1
	集中ケア	1
	新生児集中ケア	1
	認知症看護	2
	脳卒中リハビリテーション看護	1
	摂食・嚥下障害看護	1
	慢性呼吸器疾患看護	2
	糖尿病看護	1
	慢性心不全看護	1
	手術看護	1

表1　当院の各専門分野の専門・認定看護師数

専門・認定看護師の取り組み

　当院には、専門看護師1人、認定看護師26人（表1）が、実践のスペシャリストとして活躍しています。所属は外来や病棟、専従として配置しているため、勤務部署はさまざまですが、それぞれの専門分野の知識や技術を実践・指導・相談・教育などの場で活用し、看護の質の向上を目指しています。また、算定要件に該当する診療報酬項目にも積極的に取り組み、病院経営に参画しています。特に、チーム医療については、8つの医療チーム（表2）があり、多職種と連携して院内ラウンドができるように、活動時間の調整を図りながら取り組んでいます。

医療チーム	認知症ケアチーム
	褥瘡対策チーム
	呼吸サポートチーム
	緩和ケアチーム
	感染対策チーム
	栄養サポートチーム
	排泄ケアチーム
	周術期チーム

表2　当院の医療チーム

年度	分野	人数
2015年度	救急看護	1
2016年度	救急看護	2
2017年度	慢性呼吸器疾患看護	2
2018年度	慢性呼吸器疾患看護	2
	認知症看護	3
2019年度	慢性呼吸器疾患看護	2

表3　当院の認定看護師教育課程実習受け入れ実績

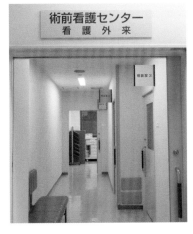

写真1
看護外来

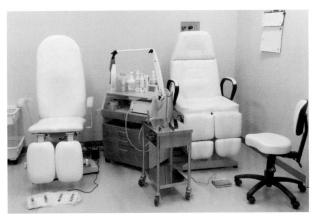

写真2　フットケア外来

　専門・認定看護師になるためには、看護師として5年以上の実践経験が必要ですが、当院では実践経験5年以上に加え、当院の教育レベルⅢを合格した職員を推薦しています。レベルⅢを合格した職員とは、臨床での出来事を分析的に捉え、後輩や学生への指導的な役割ができ、かつ、チームリーダーとなれる人材を示しています。実践経験の年数だけではなく、このような能力が備わっていることで、資格取得後に実践の場で専門性を発揮しやすくなるのではないかと考え、当院の推薦基準の1つとしています。資格取得後の活動の実際からは、指導や相談の働きかけ、勉強会の企画など自ら工夫しリーダーシップを発揮して、専門的な知識技術を提供することができています。

　実践の場の1つとして、看護外来があります（写真1）。看護外来では、患者さんの退院後も医師と連携・協力し、患者さんや家族の方に継続したケアや相談・指導を提供しています。ストーマ外来は予約制、がん看護外来は随時対応しています。各外来では、糖尿病フットケア（写真2）、糖尿病療養指導、禁煙指導、心臓リハビリテーション看護、リンパ浮腫指導等を実施しています。このように特定の看護分野における熟練した看護技術や知識を実践の場で十分に発揮し、通院治療中の患者さんや家族の方に関わることで、看護の質向上に貢献しています。また、認定看護師教育課程の実習施設として3つの分野（表3）を受け入れ、認定看護師の育成にも取り組んでいます。

専門・認定看護師への支援

　専門・認定看護師への支援として、まず資格を取得するための受講料、交通費、研修中の給料など、病院が全面的なバックアップをしています。そのため、安心して資格取得に向けて、集中して学習することができます。次に資格取得後の支援としては、資格取得した年に給料の号給が一段上がります。また、専門・認定看護師枠として、一定額の研究費が毎年一人ひとりに配分され、この研究費を使って、計画的に学会や研究会などに参加することができます。さらに、5年ごとの資格更新時に必要なポイントも取得しやすくなっています。

　2020年度からは、新たな認定看護師制度が開始となります。この制度についても、病院が全面的にバックアップしていきます。特定行為研修についても、積極的に受講を勧めています。2019年10月現在、「2019年度 公益社団法人日本看護協会看護研修学校 特定行為研修 秋期入学コース」に、皮膚・排泄ケア認定看護師と認知症看護認定看護師の各1人ずつが受講中です。研修終了後は、それぞれの役割拡大を図っていきたいと考えており、認定看護師の増員と認定看護師の役割が十分に発揮できる環境づくりに取り組んでいます。

専門・認定看護師への期待

　専門・認定看護師の活躍の場は、院内での実践はもちろんのこと、院外では、看護学校や看護協会研修会の講師、施設での講演、学会や研究会のパネリスト、研究発表、執筆活動など、多岐にわたります。専門・認定看護師は、活躍の場が広がることで、経験を重ねその経験が自信となり、看護のやりがいに繋がっているのです。

　今後も専門・認定看護師には、外から学んだ新しい知識や技術を院内に取り入れ、さらに専門性が発揮できることを期待しています。また、活躍の場が在宅へと広がるように、そして、周辺地域の看護職と連携して継続した看護が提供できるように、ともに考え、ともに働きかけていきたいと考えています。

西濃地域で、最期までその人らしい生活を実現するために
大垣市民病院の緩和ケア

副院長・緩和ケアセンター長
しんどう　じょう
進藤 丈

背景と早期からの緩和ケア

　当院は岐阜県内に6施設ある、地域がん診療連携拠点病院の1つとなっています。岐阜県がん診療連携拠点病院である岐阜大学医学部附属病院とともに、岐阜県内どこでも標準的ながん診療を受けられるよう均てん化を図り、各地域の足並を揃えて岐阜県全体のがん診療を充実する役割を担っています。手術・放射線・抗がん剤治療・通院治療など積極的な治療はもちろん、緩和ケアについても、地域の差なく患者さんと家族に提供できるような体制整備に努めています。

　「緩和ケア」という言葉に対して、「末期がん」「あきらめ」などの印象を持たれる方もみられますが、緩和ケアは決してがんの末期の方にのみ提供されるものではありません。患者さんや家族が、その人らしく生活できるようサポートすることであり、苦痛や困難がある場合は、早期から提供されるものと考えられています。

　また、「がん」だけでなく、心不全を始めとした非がん疾患でも緩和ケアは受けられます。

大垣市民病院における緩和ケア

　当院では、地域がん診療連携拠点病院として積極的がん治療に対してはもちろん、緩和ケアについても早期から対応してきました。地域医療連携部の中に緩和ケアセンターを設置し、院内および地域の緩和ケアの充実に努めています。

　緩和ケアセンターの業務内容を下記に掲げます。

・ 緩和ケアチームラウンド
・ チームメンバーによる、各職種のコンサルテーション対応
・ がん看護外来
・ がん地域連携パス導入時の関わり
・ がんサロン「なごみ庵」（月・火・木曜の午後に開設）
・ がん就労支援
・ つむぎの路☆おおがき：ピアサポーターによる取り組み（毎月第3日曜開催）
・ キャンサーフィットネス（隔月第3日曜開催）
・ リンクナース会
　 リンクナースとともに情報共有・症例検討・ロールプレイなどを実施（毎月第4金曜開催）
・ スタッフ教育（緩和ケア研修会、看護師全体研修会、その他さまざまな研修企画など）

　また、当院の緩和ケアをすすめる上で、大きな力となっているのは、地域の皆さまの存在です。西濃地域は、在宅医療・介護に関する取り組みが活発です。それにより、多くの患者さん・家族は、自宅療養を選択できるという環境があります。また、地域の皆さまと協働させていただきながら西濃在宅緩和ケア研究会などの研修会企画を通して、一緒に緩和ケアを考える機会をいただいています。

活動紹介と今後の取り組み

1．活動紹介（表）

1）緩和ケアチーム

　がん対策基本法が施行された当初から、当院は緩和ケアチームを立ち上げ、活動しています。現在、チームは身体的苦痛緩和担当医師3人、精神的苦痛緩和担当医師1人、緩和ケア認定看護師3人、緩和薬物療法認定薬剤師3人、臨床心理士1人、管理栄養士2人、理学療法士3人、作業療法士2人などで構成されており、関連各部署と連携を図り、活動しています。当院の特徴は、緩和ケアチームと主科スタッフとの話し合いの場や、患者さんと家族の承諾がある場合には病室ラウンド時にも、チームのすべての職種が参加していることです。

　緩和ケアチームの全体ラウンドは火曜と金曜に行っています。それ以外は専従看護師や薬剤師・心理士などが個別フォローをしています。専従看護師に直接電話連絡できる体制を整え、電子カルテ上での登録システムもあります。依頼は、主治医からはもちろん、各部署の担当看護師や薬剤師など多職種からの依頼、苦痛のスクリーニングなどを通して緩和ケアチームが介入できる仕組みとなっています。さらに、リンクナースが各部署での声かけや、啓発活動を個々で工夫して行っています。

　当院では早くから、緩和ケア認定看護師を専従配置しており、このため、ラウンド依頼を迷うケースやちょっとした困難などにも相談対応が可能となっています。また、理学療法士や作業療法士が必ずラウンドに参加するため、非薬物療法の幅が大きく広がりました。心理士は、患者さん・家族だけでなく、スタッフの気持ちに寄り添い支援しています。さらに、2019年度からラウンドに管理栄養士も加わり、患者さんの食への思いに沿って工夫ができる体制となりました。

　当院の緩和ケアチーム活動がさらにより良いものとな

	2017年度	2018年度	2019年度 （11月まで）
緩和ケアチームラウンド	102	155	76
緩和ケア個別コンサルテーション	263	249	158
がん看護外来	216	232	155
がんサロン	1,568	1,646	1,057

表　主な活動の件数

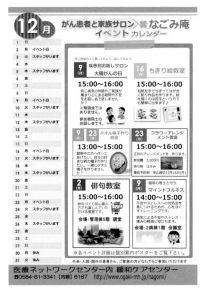

図　がんサロン「なごみ庵」イベント内容

るよう、種々の研修会にも参加しています。チームコアメンバーによる他病院の見学実習なども行い、チーム活動の運営、薬物療法などを学び、当院の緩和ケアのレベルアップに励んでいます。

2）がんサロン「なごみ庵」

　当院では、患者さんや家族などどなたでも参加いただけるがんサロンを行っています。非常勤スタッフが月・火・木曜の午後、3病棟10階のフロアに常駐し、お話を伺います（医療者ではないスタッフが経験を通して、否定しない関わりを行っています）。

　また、月曜には、がんサロンイベントが開催され、フラワーアレンジメント・三尺俳句教室・疾患別お話会・リンパ浮腫勉強会・タオル帽子作り教室・マインドフルネス・ちぎり絵など、さまざまな取り組みがあります（図）。俳句教室で詠まれた句は、年に1回病院内に掲示し、多くの方の癒しとなっています。俳句を詠み始め、ふと病気のことを句にしたとき、患者さんや家族は気持ちが軽くなるのを感じると言われます。事前に詠んで参加したり、作成した絵や帽子などをお互いに褒め合ったりするなど、社会とのつながりを常に感じられることにつながっていることも、これらのイベントに共通しています。

2．今後の取り組み

　今後は、がん教育やピアサポーター養成事業、AYA世代への支援、就労支援など、皆さまが、その人らしく過ごすことができるよう、活動を行っていきます。

がんゲノム医療

がんゲノム医療を行うためには

ゲノム医療センター　乳腺外科部長・ゲノム医療センター長

亀井 桂太郎
（かめい けいたろう）

がんゲノム医療とは？

　これまでのがん治療は、肺がんに対する治療、乳がんに対する治療というように、疾患別に行われてきました。しかし、肺がんの治療がすべての肺がんに効くとは限りません。それぞれのがんの成因は、必ずしも同じではないからです。2019年6月より、遺伝子パネル検査が保険適用となりました。

　この検査を行うことにより、がんの遺伝子変異を見つけ、そのがんに効果が期待できる治療法を選択できるようになりました。例えば、乳がんでHER2遺伝子の強発現が認められる場合には、抗HER2療法を行います。以前はHER2が強発現している乳がんは予後が悪い乳がんとされていました。しかし、抗HER2療法の出現によりHER2陽性乳がんの治療成績は飛躍的に向上しています。

　一方、HER2が強発現するがんは乳がんのほかにも、胃がん、肺がんなど多数ありますが、抗HER2療法の効果が証明されて保険で使用できるのは、乳がん以外では胃がんのみです。遺伝子パネル検査によりHER2の強発現が見つかれば、抗HER2療法が期待できるかもしれません。

わが国のがんゲノム医療の体制は？

　2018年4月にがんゲノム医療中核拠点病院として11病院が指定され、同時にそのもとで連携して必要とする患者さんにゲノム医療を提供するがんゲノム医療連携病院を指定しました。2018年10月には当院もがんゲノム医療

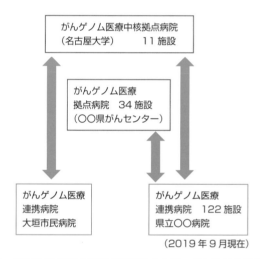

図1　がんゲノム医療中核拠点病院を中心に、がんゲノム医療拠点病院、がんゲノム医療連携病院と連携してがんゲノム医療を行います

連携病院に指定されています。2019年4月の時点で、全国にはがんゲノム医療連携病院は156病院となりました。このうち34医療機関は2019年9月より、遺伝子パネル検査の医学的解釈を自施設で完結することができるがんゲノム医療拠点病院として指定されました（図1）。

　がんゲノム医療を希望する患者さんは、がんゲノム医療中核拠点病院、がんゲノム医療拠点病院、がんゲノム医療連携病院を受診し、十分なインフォームドコンセントを経て遺伝子パネル検査を依頼します。検査結果はすべてがんゲノム情報管理センター（C-CAT）が受け取り、医学文献に基づいた情報、治験・臨床試験の情報が追加された上で、がんゲノム医療（中核）拠点病院に提供されます。がんゲノム医療（中核）拠点病院の専門家会議（エキスパートパネル）で検討し、遺伝子情報に基づいた最善の治療が提案

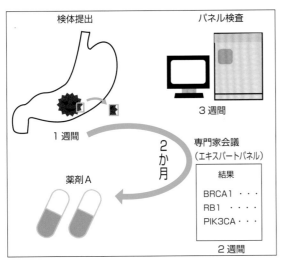
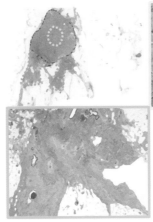

図2　がんゲノム医療とは、がん組織から遺伝子情報を得て最善の治療を行うことです

マイクロダイセクション

●黄色枠内は腫瘍細胞を含みますが、正常組織が多いため取り除きます。
●緑色枠内は正常組織のみであるため、取り除きます。

図3　マイクロダイセクション／良好な DNA を抽出することができる病理検体を提出する必要があります

されます。この会議には当院の主治医も参加し検討に加わります。最終結果を主治医から患者さんにお伝えします。

　ただ、期待が高まるゲノム検査ですが問題点もあります。国立がん研究センター中央病院で行われた臨床試験（TOP-GEAR）では遺伝子パネル検査を用いることにより、遺伝子変異が分かる可能性は50％、その後の治療に結びつく可能性は10〜15％でした（図2）。また、現時点では稀少がんと標準治療の終了した固形がんのみが保険承認されているため、その後の治療は未承認薬である可能性が高いので、今後は、これまで使用できなかったがん種に対しても、治験、患者申し出制度を利用して、必要な薬剤が届けられる体制を構築しています。

大垣市民病院の
がんゲノム医療の体制は？

　当院は国が行っているがん登録事業の登録数が2018年度には2,602件と岐阜県内では最多です。したがって、医療圏のがん患者さんを守るために、がんゲノム医療時代の到来に備えて準備を進めてきました。2018年10月にがんゲノム医療連携病院に指定され、それに合わせて、ゲノム医療センターを開設しました。がんゲノム医療を行うためには病院の総合力が問われます。主治医のほかに、腫瘍内科医、遺伝子に詳しい医師、病理医等、多数の医師が関わります。医師以外にも、検体処理に関わる部門（病理検査室、図3）、患者さんをサポートする部門（がんゲノムコーディネーター、がん相談支援センター）、遺伝性の変異が見

つかった場合に備えて遺伝カウンセリングを行う部門（遺伝相談室）、がんゲノム医療中核拠点病院、検査センター、C-CAT、との情報伝達のシステムを管理する部門（医療情報部門）などの思いもかけない他部門との協同が必要です。

　また、遺伝子パネル検査の結果に基づくすべての治療を当院で行えるわけではありません。しかし、当院ではこれらの治療を受けることができる施設を適切に紹介し、連携してその後の治療にあたっていきます。とはいえ、治療を受ける場所が遠方になるとすべての患者さんが治療を受けることはできません。今後の目標としては、1つでも多くの治療を当院で完結できる体制を整備していくことです。そのためには信頼性のある治験を行える体制、患者申し出制度を利用できる体制を構築していきたいと思っています。さらに、院内でエキスパートパネルを行える体制を整えていく予定です。これらの体制が揃えば、信頼性の高い遺伝子パネル検査を遠方の病院に行かずとも、大垣市民病院で得ることができます。

強さの秘訣は

　「強さの秘訣」は多職種にわたるスタッフを確保できることです。そして、モチベーションの高いスタッフが協同して医療を行っています。たくさんのスタッフが必要ながんゲノム医療を行うためには、チーム医療は不可欠です。

手術医療の安全と快適を目指して

周術期管理

麻酔科　部長
たかす　あきひこ
高須 昭彦

周術期医療の概要

　病気に対する治療の1つに手術療法があります。手術では皮膚に切開を加え、体の内部に入り込んで、病変に対し直接切除や修復を行います。周術期医療とは、手術の前、手術中、そして術後までの一連の医療行為を指します。

　最近の動向としては、退院後の社会生活まで見据えた医療概念の拡大もみられます。周術期医療の最重要課題は、患者さんの安全と快適です。

　手術を行う際には、体に身体的あるいは精神的・社会的にも、いろいろなストレスが加わるため、広く院内のさまざまな職種が協力しあって、手術を受ける患者さんのケアを行います。この多職種による連携の要となるのが周術期管理チーム看護師です。看護師は周術期の管理について精通しており、患者さんの視点から多職種による医療チームの指揮をとります。患者さんにとってのパートナーであり、さらに医療チームの指揮者でもあるのです。

　手術の準備は手術前から始まります。周術期管理チーム看護師は、患者さんの診療記録や検査結果から全身状態をチェックし、必要に応じて検査の追加や専門各科への紹介を行います。患者さんが普段服用している薬剤は、お薬手帳を参考にチェックし直し、実際に服用している薬の確認を行います。薬によっては手術時に出血を増やしたり、周術期の合併症を増やしたりすることがあるからです。

　手術前の禁煙も大切です。喫煙を続けていると、手術後に肺炎や傷口の感染を起こしたり、傷の治りが悪くなることが分かっています。手術を機会にぜひ禁煙しましょう。

周術期チームが応援します。

　近年、手術をする前の口腔機能管理の大切さが分かってきました。口の中の感染症がさまざまな病気の原因になることが明らかになっており、歯周病治療を始めとする口腔機能管理を行っておくと手術後の肺炎を減らすことができます。また、麻酔時の歯の損傷を防ぐために、グラついている歯を守るための装具を作ることもあります。手術前のみならず、手術後のケアも合併症を減らすのに有用です。

　多くの患者さんは、手術後の痛みについて不安をお持ちです。全く痛みを感じないようにするのは難しいのですが、術中の神経ブロックや薬物の使用により、術後の痛みを軽くすることができます。手術後の嘔気に対しても薬物による治療を行います。

高度化する手術医療

　手術医療は近年ますます高度化し、これまでは不可能とされていた治療が行われるようになりました。例えば、大動脈弁が狭くなり心臓に負担がかかるようになった場合では、これまでは胸を開いて大動脈弁を取り替える必要がありました。しかし、最近では、カテーテルと呼ばれる細い管を体に入れ、その管を通して狭くなった弁を治療することが可能になりました。また、大きな傷をつけることなく、体に入れた細い内視鏡で観察しながら手術を行うことができるようになりました。これらの手術は傷口が小さいことから痛みも少なく、翌日から歩行することも可能になっています。

　ロボット支援手術も行われるようになり、複雑な手術

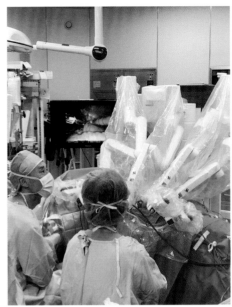

写真　手術は高度化し、ロボット支援手術も多数行われています

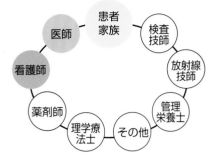

図　周術期チームは多職種から成り、患者さん自身もメンバーの一人です

も小さな皮膚の傷で出血も少なく行えるようになりました（写真）。手術の高度化に伴い手術室内も様変わりし、医療機器が増え、医療機器の専門家である臨床工学技士が機器の運用に目を光らせています。

　このように手術の多くが、体にとって負担の少ない手術に置き換わりつつあることで、これまでは手術ができなかった重症患者や高齢者の手術が、安全に行われるようになりました。

　手術中の全身管理も、進歩を遂げてきました。麻酔に関連する薬はより調節性に富む安全なものに変わり、中心静脈カテーテルの挿入や、末梢神経ブロックなどの麻酔中に行われるさまざまな手技には、超音波を利用し詳細に画像を観察しながら安全に行うことができるようになりました。麻酔中に脳血流の状態や筋弛緩剤の効果を把握できるようになり、さらに最近では心臓の弁の動きを３Ｄ画像でリアルタイムに観察可能となっています。

　当院は、内視鏡手術、ロボット支援手術、カテーテル手術などの先進的な医療をいち早く取り入れており、麻酔科医師や手術室看護師、そして周術期管理チーム看護師は、これらの手術が円滑に行えるように、また、患者さんの安全に細心の注意を払いながら見守っています。

チーム医療による安全と快適

　このようにますます高度化する医療を支えるのは、多職種からなるチームです。手術を行う外科系の医師や、手術中の全身管理を行う麻酔科医師、手術の介助や手術中の

患者安全を支える手術室看護師、薬剤の適正使用を監視する薬剤師、医療機器の安全な運用を支える臨床工学技士など、多くの職種に支えられています（図）。これらの多職種をまとめる役割を持つ、周術期管理チーム看護師も活躍しています。当院では、チームにとって最も大切な多職種間の連携がスムーズに行われており、連携による医療の質は高く維持されています。

　「図」に示すように、多職種チームの輪の中に患者さんと家族が含まれており、手術を受ける患者さんとその家族もチームの一員として重要な役割があります。手術を受けるということは、その手術に伴う合併症などの危険（リスク）を受け入れることです。これまで述べてきたように、先進的な手術医療を安全に行うために医療機器の進歩と現場の努力が重ねられていますが、いかに小さな手術であろうと、手術や全身麻酔は必ずリスクを伴います。全身麻酔中では多くの場合、筋肉を弛緩させる薬を使用するため、自分で呼吸をすることができなくなり自発呼吸という安全装置は働かなくなります。また、血圧や心拍数などの循環自動調節も行われなくなり、血圧や心拍数の変動が大きくなります。リスクを伴わない手術や麻酔はありません。このようなリスクがあることを、患者さん自身が理解し、受け止める必要があります。

　周術期医療を医療従事者に一方的に任せるのではなく、どのような手術が行われるのか、その手術を受ける場合の合併症にはどのようなものがあるのか、そのほかの治療法はないのか、などをご自分でよく理解してください。そうすることにより、周術期チームの輪が完成し、良質な手術医療に近づくことができます。

　手術や麻酔に関連するさまざまな説明と同意書の記入など、多くの手続きがあります。医師からの説明が十分理解できない場合でも、周術期管理チーム看護師にお尋ねください。患者さんの不安を和らげるように丁寧に説明します。患者さんが納得して手術を受けていただくために、チーム一丸となって努力します。

チームで適切な栄養管理をサポート
低栄養

副院長
そばじま ひろし
傍島 裕司

栄養サポートチーム（NST）　専任管理栄養士
いわさき ふみえ
岩崎 文江

はじめに

　栄養サポートチーム（Nutrition Support Team：NST）とは、患者さんに適切な栄養管理を提供するために、医師、歯科医師、看護師、薬剤師、管理栄養士、臨床検査技師、理学療法士、言語聴覚士、歯科衛生士などで構成された、医療チームのことです。病気や手術のため十分な食事が摂れない患者さんの早期回復や合併症予防のためには、適切な栄養管理が大変重要な役割を占めます。NST は、回復期・慢性期病院において広く展開されてきましたが、当院のような高度急性期病院においても、日常生活動作（ADL）の改善、感染症の予防、ひいては入院期間の短縮につながることが期待されています。当院での NST の取り組みとその特徴を紹介します。

NST の活動沿革

　当院では 2007 年に NST 活動が開始され、2008 年に日本静脈経腸栄養学会 NST 稼働施設として認定されています。2010 年からは、同学会の「栄養サポートチーム専門療法士」認定教育施設として、NST 専門療法士認定研修会を開催し、当院のみならず地域の他の医療機関の参加を受け入れてきました。そして、この研修会によって多くの専門療法士を育てられたことが、NST 活動の発展に大きく寄与してきました。

　2011 年 4 月からは、栄養サポートチーム加算が算定されるようになったのを機に、回診チームを 1 から 5 チームに増やし、回診回数も週 1 回から毎日回診するようにしました。その後回診件数は年々増加しており、2018 年度は年間 1,781 件で、急性期病院における算定件数としては、岐阜県でトップとなっています（図 1）。

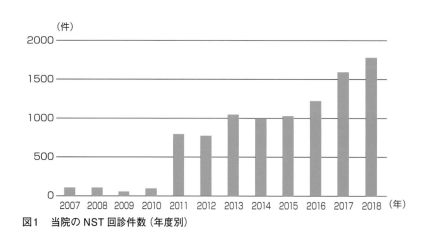

図1　当院の NST 回診件数（年度別）

現在のNSTチームは、医師10人、歯科医師1人、薬剤師8人、看護師25人、管理栄養士6人、言語聴覚師1人、歯科衛生士3人、検査技師9人です。多くの職員が関与することにより、通常業務への影響を少なくすることに加え、栄養管理の重要性を共通に認識するという環境を院内に広く醸成することに役立っています。

NSTの実際

当院では、短期入院患者さんを除く、すべての入院患者さんに対し、栄養管理計画書を多職種にて作成し、適切な栄養管理の実施に取り組んでいます。その中で、低栄養の患者さんや低栄養のリスクがある患者さんを、定期的なスクリーニングの実施によって抽出し、各病棟にて栄養アセスメント（食事調査や身体計測などによる栄養状態の評価）を行い、NSTへ依頼となります。

NSTでは、曜日ごとにチームメンバーが集まり、カンファレンス後に、病棟回診を行います。低栄養や低栄養リスクの原因を病態、栄養管理方法、処方薬、検査データ、口腔環境など多面的に検討して、外科系病棟では、侵襲に伴う必要栄養量の増加に合わせた栄養量の確保や消化器症状、創部の早期治癒への対応策などを提案し、内科系病棟では、現疾患の治療を踏まえた食事内容の見直しや栄養補助食品の提案を行います。

近年では、がん患者さんへの介入件数が増加しており、治療の段階や悪液質（衰弱状態）の進行段階に合わせた栄養管理目標を掲げ、病棟と連携しながら、早期介入を積極的に行っています。翌週には、提案した栄養管理方法の評価を行い、内容を見直します。

また適切な栄養管理を実施するために、定期的に勉強会や症例検討会を開催し、介入対象者の病態の理解を深め、栄養管理に関する最新のトピックスや提供する食事内容、栄養補助食品の種類などの情報を共有しています。

摂食嚥下チームの活動

入院患者の高齢化や誤嚥性肺炎患者の増加に伴い、嚥下機能に問題を抱える患者さんが増え、その多くが低栄養、または低栄養のリスク対象となっています。そのため、NSTの下部組織として摂食嚥下チームを立ち上げ、週1回のカンファレンスと回診を行っています。

摂食嚥下チームは、頭頸部・耳鼻いんこう科医師、歯科医師、摂食嚥下障害看護認定看護師、言語聴覚士、薬剤師、管理栄養士、歯科衛生士で構成され、VE（嚥下内視鏡検査）やVF（嚥下造影検査）による嚥下機能評価を行い、機能に合わせた嚥下訓練方法や栄養管理方法の提案をします。また、病棟看護師と協力して行う摂食機能療法も積極的に実施し、栄養状態の改善を促しています。摂食機能療法の件数も増加しており、NST回診件数と同様に、県内でトップの実績です（図2）。

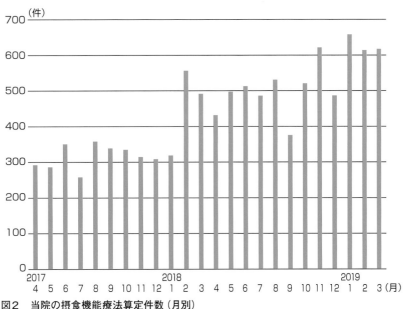

図2　当院の摂食機能療法算定件数（月別）

チームで取り組む感染対策・抗菌薬の適正使用
感染制御と抗菌薬適正使用支援

感染対策室

医師	看護師	薬剤師	臨床検査技師
たかはし たかまさ	たなか ひろし	まつおか ともこ	ごとう たかし
高橋 崇真	**田中 広司**	**松岡 知子**	**後藤 孝司**

感染対策においての重要な課題

世界的に課題となっている薬剤耐性の制御は、感染対策において重要な課題です。耐性菌の蔓延を防ぐためには、大きく分けて2つの対策が重要となります。1つは「耐性菌を保菌・感染した患者から保菌していない患者へ拡げない対策」です。これに対しては、感染管理認定看護師を中心とした感染制御チーム（Infection Control Team: ICT）が、院内環境ラウンド、手指衛生、医療関連感染サーベイランスなどの活動を通して耐性菌の拡大防止に取り組んでいます。もう1つは、「患者への抗菌薬の使用を適切に管理する対策」です。こちらに関しては、薬剤師を中心とした抗菌薬適正使用支援チーム（Antimicrobial Stewardship Team: AST）が、抗菌薬適正使用の推進に力を入れています。

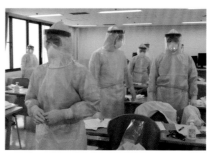

写真　新型インフルエンザ用個人防護具着脱訓練

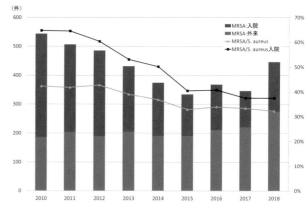

図1　MRSA の検出数と *S.aureus* の中での MRSA 占有率

感染制御チーム（ICT）

ICT は院内の感染対策活動を実践的に遂行していくチームで、組織横断的に病院全体の感染対策活動を行っています。

2012 年に感染防止対策加算が新設され、それに伴い ICT による感染防止対策の強化と改善を行ってきました。

主な活動内容は、以下のとおりです。

- 院内環境ラウンドを週2回実施し、院内感染防止対策の実施状況を把握、指導
- 手指衛生の徹底の指導
- 院内感染事例の把握

- 医療関連感染サーベイランス、マニュアルの作成・見直し
- 研修医など新規採用職員への入職時特別講義および全職員に対する「院内感染対策に関する研修会」を年2回開催し、感染対策に関する教育・啓発活動を実施（写真）

これらの活動により、入院患者からの薬剤耐性菌であるメチシリン耐性黄色ブドウ球菌（methicillin-resistant *Staphylococcus aureus*：MRSA）検出数の減少や占有率に低下（図1）がみられました。また、当院では大規模な

感染のアウトブレイク（一定期間内、特定の地域、特定の集団で予想されるより多く感染症が発生すること）も発生しておりません。

抗菌薬適正使用支援チーム（AST）

2012年より医師・薬剤師・看護師・臨床検査技師の4職種からなるASTを立ち上げ、院内全体の感染症治療の適正化を目指して活動しています。各種培養・画像・検査の施行、抗菌薬の変更・終了の提案を積極的に行い、最大限の治療効果と抗菌薬使用による不利益（耐性菌の発生や副作用など）を最小限にするように努力しています。

具体的な抗菌薬適正使用支援活動は、以下の2つからなっています。

①薬剤師による全注射用抗菌薬使用患者への早期モニタリングとフィードバック

2012年より特定抗菌薬使用患者に対して、早期より介入し必要に応じて主治医へ提案する「早期モニタリングとフィードバック」を開始しました。これにより、特定抗菌薬使用患者の30日死亡率は有意に減少し、その有用性が評価されました[1]。2014年には感染管理支援システム（BACT Web®）を導入したことにより、業務が効率化され、2017年に対象を全注射用抗菌薬使用患者に拡大しました。感染制御専門薬剤師が、抗菌薬が不適切に使用されていないか薬学的視点（用法・用量、抗菌薬の選択・必要性など）から毎日モニタリングを行い、必要に応じて主治医へ提案を行っています。また毎月、約1,000症例をモニタリングし、60〜70件程度の症例に抗菌薬使用に関する提案も行っています。

②週2回の抗菌薬適正使用ラウンド

ASTによるラウンドを週2回行っています。週1回は名古屋大学医学部附属病院中央感染制御部から専門医を招いて、感染症治療に難渋する症例や血液培養陽性患者などへの介入を積極的に行っています。感染症治療に対する相談、あるいはラウンドへの参加は全職種いつでも可能で、活発な議論をしています。これらの活動により、2014年から2017年における注射用抗菌薬使用患者の入院日数は1.5日有意に短縮(図2)、抗菌薬投与期間は4.9日から4.6日に有意に短縮（図3）しました。また、薬剤耐性菌検出

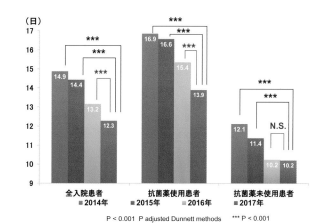

図2　平均入院日数の推移

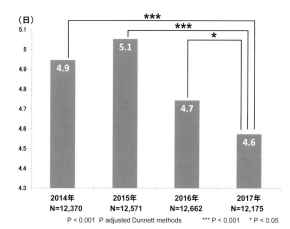

図3　抗菌薬平均治療日数の推移

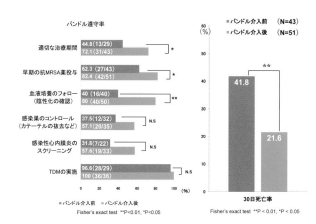

図4　バンドル遵守率および MRSA 菌血症死亡率

率などが有意に低下し[2]、MRSA 菌血症の死亡率が半減したことを報告[3]しています（図4）。

【参考文献】
*1　Matsuoka T et al. Pharmazie., 72, 296-299 (2017)
*2　Ohashi K et al. Eur J Clin Microbiol Infect Dis, 38.593-600 (2019)
*3　Ohashi K et al. Int J Clin Pract. 72, e13065 (2018)

院内の呼吸管理の向上を目指して

RST（呼吸サポートチーム）

呼吸器内科　医長
加賀城 美智子
（かがじょう みちこ）

呼吸管理のスペシャリスト

　当院は急性期病院であり、内科系・外科系疾患を問わず、人工呼吸管理（自身の呼吸では酸素化が保てない、あるいは、息をする力が弱いなどの理由で、呼吸を補助する人工呼吸器の機械を装着すること）を必要とする患者さんが大勢います。人工呼吸管理を行うには、医師の力だけでは不可能で、看護師による医療ケアや機器管理、リハビリなど、コメディカルと協力して行う必要があります。全国的にも、人工呼吸管理に関して専門的知識を持った各職種がチームを組んで患者さんの治療をサポートする取り組みが広まりつつあり、当院では、2014 年に RST（Respiratory Support Team：呼吸サポートチーム）が発足しました。

　当院の RST は、医師（呼吸器内科医および救急医）、看護師（救急疾患や呼吸器疾患の専門的知識を持つ認定看護師を含む）、臨床工学技士、理学療法士、歯科衛生士で構成されています。私たちは、週 1 回、院内で人工呼吸管理を行っているすべての患者さんをカルテで情報共有し、そ

の中から人工呼吸管理が長期化しそうな方 4、5 人を中心に RST チームで回診し、治療方針の助言をしています。なお、回診時の各職種の具体的な役割を、「表 1」に示します。チーム回診を通じて、呼吸管理の標準化や人工呼吸器からの早期離脱を目指しています。このように当科では、主治医と一緒になって患者さんの呼吸管理をサポートし、呼吸管理の質の向上を目的として活動しています。

人工呼吸器からの離脱を目指して

　呼吸状態が悪い方にとって、人工呼吸器を装着して呼吸管理を行うことは必要なことですが、その一方で、人工呼吸器を装着することによるデメリットも存在します。具体的には、人工呼吸器の装着期間が長くなることで、人工呼吸器関連肺炎を生じるリスクが増し、死亡率が増加したり[1]、せん妄と呼ばれる意識障害や、四肢の筋力低下などの神経学的後遺症が生じて、人工呼吸器離脱後も認知能力や身体活動の低下を引き起こしたりするとされています[2][3]。

　人工呼吸器からの早期離脱がこれらの合併症予防につ

職種	役割、具体的な活動内容
医師 （呼吸器内科医、救急医）	チーム統括、診療科との連影、治療方針の検討
看護師	コーディネーター、医師のサポート、病棟スタッフとの連携、看護技術の指導
臨床工学技士	日々の機器の保守・点検、人工呼吸器の設定やアラームの確認、 人工呼吸器使用患者のデータ集約
理学療法士	呼吸理学療法の実践・効果の評価、離床への指導
歯科衛生士	口腔ケアの徹底、手技の指導

表1　RST の構成メンバーとチーム回診時の役割

ながると考えられているため、RST回診では、離脱に向けた人工呼吸器の設定変更や治療方針の助言を行うようにしています。一方で、無理矢理、人工呼吸器離脱を図ることで、かえって患者さんの状態が悪化する心配もあるため、状態を見極めながら、必要であれば人工呼吸管理を継続するように助言することもあります。

快適なNPPV管理を行うために

呼吸状態が悪い方に行う呼吸管理として、前述した人工呼吸器以外に、非侵襲的陽圧換気（NPPV）と呼ばれるマスク型のインターフェースを装着して行う人工呼吸器があります（写真）。

NPPVは、通常の人工呼吸器に比べて患者さんの体への負担が少なく、マスクを装着したまま会話ができ、さらに一時的にマスクを着脱して飲食することができるため、当院でも心不全や慢性閉塞性肺疾患（COPD）の急性増悪などに対して、よく用いられています。しかし、特殊な形状のマスクを顔に密着させるため、皮膚に発赤や褥瘡を生じることもあります。そこで、RST回診では、数種類のマスクから患者さんに一番合ったマスクを選んだり、皮膚保護剤を用いてマスク装着の工夫をしたりすることで、より快適にNPPVを継続できるように助言を行っています。

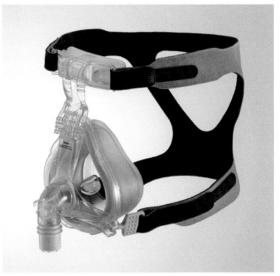

写真　NPPV専用マスク
両サイドをバンドで固定し、鼻と口を覆うようにマスクを装着します。このマスクを通して、人工呼吸管理を行います

安全管理と教育的役割

RSTでは、安全で質の高い呼吸管理を行うことを目的とし、呼吸管理に関するマニュアル作成・整備も行っています。これまでに、酸素療法マニュアル、人工呼吸器管理マニュアル、非侵襲的陽圧呼吸マニュアルなど、各職種が共通で使用できるマニュアルを作成しました。また、早期リハビリテーションマニュアルを現在作成中です。これらは院内の電子カルテから全職員がアクセス可能ですので、日常業務で疑問が生じた際に、いつでも素早く参照することができます。研修医や新人職員だけでなく、呼吸管理を日常的に行わない非専門医にとっても、自己学習に役立つ内容となっています。

また、月1回の頻度で、実技中心の参加型勉強会を開催しています。さらに、年1回、シミュレーショントレーニングを開催していますので、人工呼吸器管理中のトラブルシューティングについて、シナリオを通じて学ぶことができます。

以上のように、さまざまな活動を通して、高い専門性を発揮しながら、なおかつ、患者さんにとってより良い医療とは何かを考えて提供できるように、今後もチーム一丸となって取り組んでいきたいと考えています。

参考文献
1）Chastre J, et al. Am J Rspir Crit Care Med 2002;165:867-903
2）Pandharipande PP, et al. Engl J Med 2013;369:1306-1316
3）Herridges MS, et al. N Engl J Med 2011;364:1293-1304

多職種チームで取り組む褥瘡対策

褥瘡対策の現状

看護部　看護師長（褥瘡管理者）
西田 かをり
（にしだ）

当院での褥瘡対策の体制

　2002年に褥瘡（じょくそう）に関連する診療報酬として「褥瘡対策未実施減算」が施行されました。これは、国内はじめてのペナルティ・システムであり、当院では、それまで病棟ごとに実施していた褥瘡対策を、病院全体で取り組めるよう「褥瘡対策委員会」を発足し活動を開始しています。

　その後、診療報酬の改定により2004年には「褥瘡患者管理加算」が始まり、2006年には「褥瘡対策未実施減算」が廃止となり、「褥瘡ハイリスク患者ケア加算」が新設されました。

　「褥瘡ハイリスク患者ケア加算」の新設に伴い、スキンケアや創傷（じょうそう）（褥瘡や手術創など）、ストーマ（人工肛門・人工膀胱）、失禁などの患者さんに専門的なケアを提供している皮膚・排泄ケア認定看護師が、褥瘡管理者として院内を横断的に活動しています。

　褥瘡管理者は、褥瘡を保有する患者さんや褥瘡発生リスクが高い患者さんのベッドサイドに毎日出向き、病棟スタッフとともに患者さんに適した褥瘡予防に取り組んでいます。また、現場指導に加え、褥瘡予防マットレス・クッション等のケア用品やマニュアル等の整備、褥瘡対策チームや「褥瘡対策委員会」の活動をコーディネートしています。

　病院全体で褥瘡対策の活動に取り組むことで、院内褥瘡発生率は2017年度0.9％、2018年度0.7％、2019年上半期0.5％と徐々に低下しています。

多職種による褥瘡対策チームでの褥瘡予防へのアプローチ

　褥瘡対策には、体位変換やスキンケア、局所管理、栄養管理などが必要で、多方面からのアプローチが重要となります。

　当院の褥瘡対策チームは、医師、看護師、栄養士、薬剤師、理学療法士などで構成しており、多職種が連携して褥瘡予防に取り組んでいます（表）。褥瘡対策チームの活動を活性化させ、徐々に褥瘡ラウンド回数を増すように取り組み、2017年度は137件、2018年度は135件に褥瘡ラウンドを実施し、早期の褥瘡治癒や再発予防に取り組んでいます（図1）。

医師	全身状態の評価、褥瘡評価、局所管理方法の評価、輸液内容の評価
看護師	褥瘡リスクアセスメント、スキンケア、褥瘡マットレスの評価、体位変換などのケア方法の評価
薬剤師	薬剤評価、軟膏の使用方法の評価
理学療法士	体圧測定によるポジショニング評価、可動域の評価
栄養士	栄養状態の評価、栄養補助食品の提案

表　褥瘡ラウンドでの役割

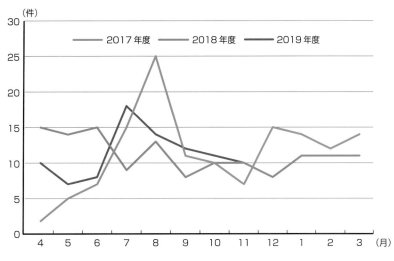

（件）

凡例: 2017年度　2018年度　2019年度

図1　褥瘡ラウンドの状況

当院には皮膚・排泄ケア認定看護師が3人所属しています。そのため、褥瘡対策チームの褥瘡ラウンド後も継続的なフォローが可能です。さらに、院内には褥瘡対策チーム以外に複数の専門性が高い医療チームが設置されていることも、褥瘡対策チームの活動に功を奏しています。

近年、褥瘡対策チームは、褥瘡予防だけではなく、テープの剝離（はくり）に伴う皮膚障害や胃管、非侵襲的陽圧換気（ひ しんしゅうてき）（NPPV）など医療機器の圧迫で発生する皮膚障害など、褥瘡以外の皮膚障害の発生予防にも力を入れています。そのため、患者さんの状況に応じ、他医療チームと連携を図り、より専門性の高い、かつ患者さんに適したケアを提供できるよう取り組んでいます。

地域との連携

病院全体で褥瘡対策を講じることで、徐々に院内褥瘡発生率は低下しています。しかし、院外からの褥瘡発生患者を占める割合は、変化することなく経過しています。2018年度で、入院時にすでに褥瘡が発生していた患者さんは798件でした。その内訳は、在宅で療養していた患者さん585件、施設からの入院患者さん158件、他病院からの転院患者さん55件でした（図2）。

この背景には、在院日数の短縮や在宅医療へのシフトなどが影響しています。院外褥瘡発生の予防に取り組むには、地域との連携が不可欠です

当院は日頃より地域の医療機関や施設等と連携を図っており、そのネットワークを活用し、年2回開催している

「褥瘡対策に関する研修会」について、近隣施設や病院などの医師や看護師、訪問看護師など地域の医療関係者に案内しています。最近では、地域の医療関係者の参加が40人を超えるようになっています。

また、研修会終了後には、地域の医療関係者からの個別相談に対応しています。その結果、褥瘡対策に関する情報を提供する場だけではなく、地域の医療関係者との顔をつなぐ場にもなっています。これにより、病院側からは退院患者さんのケアについての依頼や、ケア上の注意点など情報提供しやすく、地域側からは、在宅でのケア相談窓口の獲得となっています。そのため、病院と地域の両者で患者さんを支える関係に発展しつつあります。

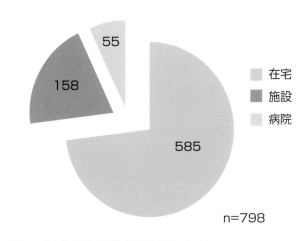

凡例: 在宅　施設　病院

n=798

図2　院外褥瘡発生の発生場所（2018年度）

患者さんの安心を支える医療ネットワークセンター
地域医療連携部の業務

地域医療連携部　看護師長
（くりた　なおみ）
栗田 直美

地域医療連携部の業務

地域医療連携部には、地域連携、医療福祉相談、退院支援の3部門があります。医師、看護師、医療ソーシャルワーカー（以下MSW）、事務職員が地域の医療機関・介護福祉機関・行政機関などと連携し、限られた医療資源を効率的に活用して、患者さんの診療と生活を多方面から支えることができるよう努めています。

●地域連携

西濃地域医師会を中心とした、診療所、病院の医療機関、地域の福祉施設からの紹介や依頼に基づき、患者さんの診察・検査・治療を行っています。

〈検査・診察予約業務〉

地域の医療機関からご紹介された患者さんに対し、できる限り優先的に診察、検査が行えるよう、予約調整を行っております。

〈地域連携パス〉

地域完結型の医療を目指し、患者さんの負担を少しでも軽減できるように、16疾患別の連携パスを作成しています。また、地域連携パスを利用することで、当院と地域の医療機関との情報交換を行い、切れ目のない医療と安全を提供しています。

〈市民公開講座〉

市民の皆さまに対し、研修会（心臓疾患、脳卒中疾患、がん疾患など）を開催しています。

●医療福祉相談

病気になると、思ってもいなかった問題や不安が生じます。経済的・心理的・社会的問題について、MSWが中心となり、患者さんや家族の皆さまの立場になって、総合的にサポートします。

〈相談内容〉

・医療費に関する経済的な問題について
・社会復帰に関することについて
・社会保障・社会福祉制度の利用について
・転院・入院先などの選択について
・治療中の不安や心配事について
・退院後の在宅サービスについて

●退院支援

入院前から退院後の生活を見据えて、患者さんが住み慣れた地域で継続的に医療や介護を受け、安心して過ごすことができるように支援をしています。

各病棟には担当のMSW・退院支援看護師が配置され、医師・薬剤師・栄養士・理学療法士などと地域の医療機関の医師やケアマネジャー・訪問看護師などと協働して支援をしています。

住み慣れた地域で安心の暮らしを支えるネットワークづくり

住み慣れた家・地域で暮らし続けられるように、保健・医療・福祉機関と連携したネットワークで患者さん一人ひとりをサポートしています。

●医療連携ネットワーク OMNet（Ogaki Medical Network）システム

大垣市民病院とかかりつけ医をネットワークで結び、最新の診療情報を共有することにより、地域全体で質の高い安全な医療を提供するシステムを導入しています（図）。

〈OMNet を利用するメリット〉

1. かかりつけ医は、患者さんの知りたい最新情報を共有することができます。
2. 高度な医療機器がなくても、市民病院と同じ解像度、撮影枚数の画像をかかりつけ医が閲覧できます。
3. かかりつけ医は検査の重複を省くことができ、患者さんの負担が減ります。かかりつけ医に来院した患者さんが当院にもかかっていれば、患者さんは二重で診てもらっている安心感が得られるなど、OMNet は患者さんとの信頼関係を築くための、大切なツールとしての役割も担っています。

●西濃メディカルネットワークシステム（SMN）

本システムは、連携している病院の「受け入れ可能病床」を随時把握できるものです。具体的には、退院支援を担う MSW が、転院先について患者さん・家族と面談する際に活用します。患者さん・家族が希望する転院先の受け入れ可能状況を面談時にお伝えすることにより、具体的な提案・支援につながります。

これまでは、相談先病院に直接電話をして空床確認する作業を余儀なくされ、当院だけでなく、その対応をする相談先病院の業務負担にもなっていました。

現在、参加している7病院への転院患者数は、概ね年間700件あります。SMN システムを活用することで、適切かつ効率よく退院支援が行われるようになります。

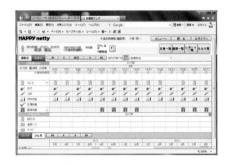

診療歴 MAP

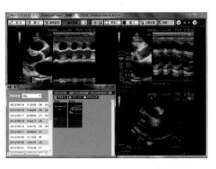

画像参照

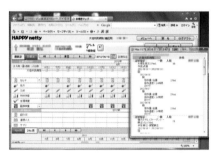

注射ボタン

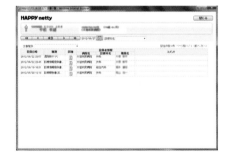

文書一覧

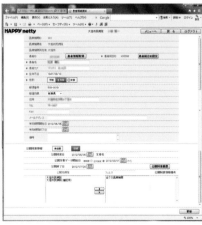

netty 患者同意画面

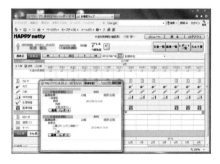

netty 診療歴 MAP 画像ボタン

図　OMNet
このシステムは、Windows パソコンを利用して、暗号化した情報通信を行い、大垣市民病院を受診された際の処方（内服、注射）、画像・レポート、検体検査などの情報をかかりつけ医のパソコンで閲覧できます。

医療機関における医療安全の取り組み
良質で安全な医療を提供するために

医療安全管理課　課長
なかお　としや
中尾 俊也

ヒューマンエラーの防止対策

　医療事故は、患者さんに最終的にかかわった医療者の
ヒューマンエラーが「原因」ではなく、組織における医療
事故予防に関するシステムの不備や偶発的な不可抗力によ
り誘発された「結果」です。

　ヒューマンエラーに関与する主な人間特性として、①
生理学的特性（例：寝不足や疲労が蓄積すると間違える）、
②心理学的特性（例：権威勾配等があると間違いを指摘で
きない）、③認知的特性（例：類似する物が近くにあると
取り間違える）があります[1]。

　これらの特性と、人間を取り巻く環境が適切に合致し
ない場合に、結果としてヒューマンエラーが発生します。
よって、適切な再発防止策を講じるには、エラーが誘発さ
れた根本的な要因を洗い出して組織における課題を解決し
ていくことが重要です。

　そのために、医療安全を推進する組織体制を構築し、あ
らゆる医療関係職種が安全に業務を行うことができるよう、
組織全体で横断的に取り組んでいます。日常業務の中で医
療事故防止に恒常的に努め、医療安全研修会を開催するな
どの全員参加による医療安全活動を推進しています。

　患者さんの安全確保のために以下の取り組みを行って
います。

１. 患者誤認防止
　①フルネームと生年月日による患者確認
　患者さんの確認は安全な医療の基本となります。患

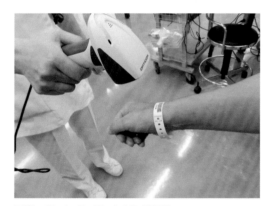

写真　リストバンドによる患者認証

者誤認防止策として、患者さんにフルネームと生年
月日を言ってもらい、患者確認を行っています。
②リストバンドの活用（写真）
　医療行為の実施時にリストバンドによる患者認証を
行っています。

２. 誤薬の防止
　薬剤関連のインシデントでは、処方・指示する医師、
調剤する薬剤師、与薬する看護職などの多職種が関わって
います。与薬時の確認項目や業務プロセスにおけるダブル
チェックや指さし呼称など、誤薬防止のための取り組みを
行っています。

３. 転倒・転落の防止
　入院中は、治療や病態により転倒・転落のリスクが変
化します。転倒・転落アセスメントシート等をリスク評価
に活用し、看護計画に反映しています。状況に合わせたア
セスメントから予防策を講じています。

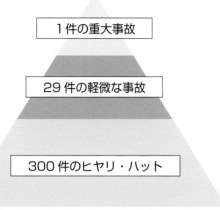

1件の重大事故

29件の軽微な事故

300件のヒヤリ・ハット

図　労働災害の分野でよく知られている、事故の発生についての経験則

4. 指示だし・指示受けの標準化

原則として、すべての点滴・内服薬処方、検査などの指示は、電子カルテシステムを使用して行います。口頭指示は、緊急時などのやむを得ない場合に限り、院内の手順に従って受けることができます。不明確なことがあった場合は、指示を出した医師に確認した後に実施しています。

5. 医薬品・医療機器の安全使用

医薬品における安全使用では、危険薬や持参薬、救急カート内の医薬品の管理方法の標準化等を推進しています。

医療機器の安全使用では、フールプルーフやフェールセーフに基づいて設計された医療機器の購入、機種の統一、保守点検、研修などの取り組みを行っています。このようなさまざまなメーカーの取り組みとともに、実際に医薬品や医療機器を取り扱う医療職がそれらを正しく、また適切に使用するために、医薬品や医療機器の安全性情報の収集や勉強会を開催しています。

6. 医療安全管理に関する指針・マニュアル類の整備

医療法施行規則で規定された医療に係る安全管理のための指針のほか、安全の確保を目的とした方策を、例えば標準化された業務工程を示す指針・マニュアル類として作成しています。指針・マニュアル類には、事故発生時の対応や報告手順、基本安全確認行動の手順などが含まれます。

医療安全に関する報告制度の整備

ハインリッヒの法則では、医療において1件の重大事故の背景には29件の同様な軽微な事故、さらに300件のヒ

ヤリ・ハットが存在するといわれています（図）。医療安全推進のためには、これらの情報を収集し、リスクを抽出することが望ましいと考えられています。そのため、医療機関における報告制度は、軽微なエラーから患者さんに有害な事象が発生した場合まで幅広く報告するシステムです。

これらの報告は、患者さんの身体に与える影響の程度によりレベル分類・分析され、医療安全推進のために委員会等で検討されます。事例の分析の際には、ヒューマンエラーを誘発した環境因子などを洗い出し、根本的な要因の分析を行います。分析した結果に基づき、具体的で実行性のある再発防止のための対策を立案し、対策を各部署にフィードバックして医療機関全体の安全強化に努めています。

チーム医療と患者参加

ヒューマンエラーの背景にはチームにおけるコミュニケーションエラーもあります。したがって、良質かつ安全な医療を提供する体制を確保するためには、コュニケーションエラーの発生を予防し、チームワークを活用した医療安全への取り組みが重要です。個別の職種における業務の安全確保だけでなく、チーム全体で医療における安全確保に努めています。

また、医療安全推進のためには、医療関係職の取り組みだけでなく、患者さん自身または患者さんの家族による医療への参加も重要です。厚生労働省が2001年に「安全な医療を提供する10の要点」を示し、「対話と患者参加」を2番目の要点として挙げています。このなかで、医療内容について十分に説明し、患者さんとの対話を心がけることによって、医療に対する患者さんの理解が進むとともに、相互の理解がより深まると述べられています[2]。患者さんの参加によって、医療安全の確保と医療の質の向上により、患者さんの満足が得られる医療の提供に努めています。

【参考文献】
1) 河野龍太郎；『医療におけるヒューマンエラーなぜ間違えるどう防ぐ』医学書院、2004年
2) 厚生労働省；「安全な医療を提供するための10の要点」報告書、2001年

大垣市民病院の概要　2019年12月現在

所在地	〒503-8502　岐阜県大垣市南頬町4丁目86番地
TEL	0584-81-3341
開設年月日	1959（昭和34）年10月1日
病院長	金岡 祐次
開設者	大垣市長
許可病床数	903床（一般 857床・結核 40床・感染症 6床）
診療時間	土・日曜、休日を除く午前8時30分から午後5時15分 （新患受付：午前8時30分から午前11時00分）

診療科目等

【組織内容】

診療部	総合内科 糖尿病・腎臓内科 血液内科 神経内科 消化器内科 呼吸器内科 循環器内科 精神神経科 小児科 第2小児科 （小児循環器、新生児科）	外科・消化器外科・ 小児外科・乳腺外科 脳神経外科 心臓血管外科 呼吸器外科 形成外科 整形外科 皮膚科 泌尿器科 産婦人科 眼科	頭頸部・耳鼻いんこう科 歯科口腔外科 放射線科 リハビリテーション科 麻酔科 臨床病理科 臨床検査科 透析センター 新生児集中治療室 新生児治療回復室	中央内視鏡室 中央手術室 中央材料室 通院治療センター 医療クラーク室 臨床研修センター

救命救急部	救命救急センター
集中治療部	集中治療室
医療安全管理部	医療安全管理課　感染対策室
栄養管理部	栄養管理科
地域医療連携部	よろず相談・地域連携課
健康管理部	健康管理センター
薬剤部	管理科　調剤科　医薬情報科
医療技術部	診療検査科 （外来放射線室、中央放射線室、機能診断室、形態診断室、血管専門検査室、 中央検査室、病理細胞診室、生理機能検査室、細菌検査室）
看護部	外来　病棟
事務局	庶務課　施設課　医事課

■ 病院機能評価認定病院

大垣市民病院は、公益財団法人日本医療機能評価機構が実施する
病院機能評価の認定病院です。

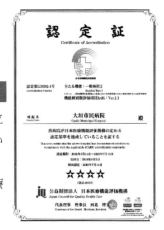

病院機能評価とは

病院機能評価は、病院組織全体の運営管理及び提供される医療について、同機構が中立的、科学的・専門的な見地から評価する仕組みで、審査の結果、一定の水準を満たしていると認められた病院が「認定病院」となります。
大垣市民病院は、認定病院として地域に根ざし、安全・安心、信頼と納得の得られる医療サービスを提供すべく努力してまいります。

機関指定等

保険医療機関	地域災害医療センター指定病院	エイズ治療の拠点病院
国民健康保険療養取扱機関	指定自立支援医療機関（腎臓・整形外科・口腔・心臓脈管外科・眼科・耳鼻咽喉科・脳神経外科・小腸・免疫・精神通院に関する）指定病院	岐阜県地域周産期母子医療センター認定施設
労災保険指定病院		地域医療支援病院
救急告示病院	原子爆弾被爆者に対する援護に関する法律指定医療機関	地域災害拠点病院
児童福祉法による助産施設		岐阜DMAT指定病院
生活保護法指定病院	透析療法従事職員研修実習施設病院	第二種感染症指定医療機関
指定養育医療機関	歯科医師臨床研修施設	難病の患者に対する医療等に関する法律指定医療機関
母体保護法指定医	医師臨床研修施設	
身体障害者福祉法指定医	岐阜県特定不妊治療費助成事業医療機関	指定小児慢性特定疾病医療機関
原子爆弾被爆者一般疾病指定病院	地域がん診療連携拠点病院	日本医療機能評価認定病院
特定疾患治療研究受託病院	小児救急医療拠点病院	卒後臨床研修評価機構認定病院

教育指定等

日本内科学会認定医制度教育病院	日本乳癌学会認定医・専門医制度関連施設	日本泌尿器科学会専門医教育施設
日本消化器病学会専門医制度認定施設	日本臨床腫瘍学会認定研修施設	日本脳神経外科学会専門医研修施設
日本消化器内視鏡学会専門医制度認定施設	認定臨床微生物検査技師制度研修施設	日本周産期・新生児医学会周産期（新生児）専門医制度暫定研修施設
日本肝臓学会認定施設	三学会構成心臓血管外科専門医認定機構認定基幹施設	
日本循環器学会認定循環器専門医研修施設	日本病院薬剤師会がん薬物療法認定研修施設	日本精神神経学会認定医精神科専門医制度研修施設
日本眼科学会専門医制度研修施設	日本がん治療認定医機構認定研修施設	日本皮膚科学会認定専門医研修施設
日本耳鼻咽喉科学会認可専門医研修施設	日本小児循環器学会認定小児循環器専門医修練施設	胸部ステントグラフト実施施設
日本外科学会外科専門医制度修練施設	日本肝胆膵外科学会高度技能医修練施設A	呼吸器外科専門医制度基幹施設
日本口腔外科学会専門医制度認定研修施設	日本気管食道科学会認定気管食道科専門医研修施設	日本病理学会研修登録施設
日本消化器外科学会専門医修練施設	日本輸血細胞治療学会認定医制度指定施設	日本不整脈心電学会認定不整脈専門医研修施設
日本救急医学会救急科専門医指定施設	日本静脈経腸栄養学会NST稼動施設	日本腎臓学会研修施設
日本麻酔科学会麻酔科認定病院	日本高血圧学会専門医認定施設	日本小児科学会専門医制度研修支援施設
日本超音波医学会認定超音波専門医制度研修施設	認定輸血検査技師制度指定施設	日本消化器がん検診学会認定指導施設
日本呼吸器学会認定施設	日本整形外科学会専門医制度研修施設	日本東洋医学会研修施設
日本産科婦人科学会専門医制度専攻医指導施設	認定輸血看護師制度指定研修施設	日本輸血細胞治療学会I&A認定施設
日本アレルギー学会認定教育施設（小児科）	日本医学放射線学会放射線科専門医修練協力機関	腹部大動脈瘤ステントグラフト実施施設
日本アレルギー学会認定教育施設（呼吸器内科）	日本緩和医療学会認定研修施設	日本形成外科学会認定医研修施設
日本透析医学会専門医制度認定施設	日本静脈経腸栄養学会実地修練認定教育施設	日本胆道学会認定指導医制度指導施設
日本糖尿病学会認定教育施設	日本心血管インターベンション学会認定研修施設	日本乳房オンコプラスティックサージャリー学会インプラント実施施設
日本集中治療医学会専門医研修施設	日本周産期・新生児医学会周産期（母体・胎児）専門医制度暫定研修施設	
日本呼吸器内視鏡学会専門医制度認定施設		日本乳房オンコプラスティックサージャリー学会エキスパンダー実施施設
日本血液学会認定血液研修施設	日本小児科学会専門医制度研修施設	
日本臨床細胞学会認定施設	日本神経学会認定医制度教育関連施設	経カテーテル的大動脈弁置換術実施施設

▌当院を受診される患者さんへ

外来診療の流れ① 初めて受診される方

新患受付	1. 新患受付に行き、診療申込書、保険証を提出してください。 2. 「**外来パスポート**」をお渡しします。 3. 「外来パスポート」を持って診療科の外待合でお待ちください。 ※「外来パスポート」とは、当日の診療内容、呼出番号、検査窓口の案内等が記載された用紙です。お帰りの際に料金計算窓口に提出していただきますので大切にお持ちください。

患者さんの お呼び出し	1. 患者さんを診察室にお呼びする際には、「外来パスポート」に印字してある**呼出番号**を外待合に設置してある**案内表示板**に表示します。 2. 呼出番号が表示されましたら、「**外来パスポート**」を持って、中待合へお入りください。 ※眼科等一部の診療科以外では、できる限り患者さんのお名前をお呼びすることはいたしません。

診察室	医師は、患者さんの症状にあわせコンピュータ端末で検査、投薬の指示を行います。

検査等受付

画像部門	中央検査室（採血・採尿）
1. X線一般（レントゲン撮影）、CT 検査、MRI 検査、超音波検査は、受付にて「外来パスポート」を提示していただくと**整理券**をお渡しします。 2. 各検査室より、整理券の番号でお呼びいたしますので、呼ばれましたら検査室にお入りください。	1. 受付にて「外来パスポート」を提示していただくと、**採血整理券**をお渡しします。 2. 採血整理券に印字された番号が、表示板に表示されましたら、採血室にお入りください。 ※ 採血整理券をお渡しする順番は、「外来パスポート」に印字された A-1 の方より A-2、A-3・・・B-1・・・C-1・・・というように、診療予約時間の早い方から受付をおこないます。

会計

会 計	1. 診察・検査等の終了後に、1階の料金計算窓口へ行き、「**外来パスポート**」を提出してください。
	2. 料金計算窓口にて、「**会計番号票**」をお渡しします。
	3. 料金計算窓口等に設置してある**会計表示板**に、計算がどこまで終了しているか表示します。
	4. 計算が完了しましたら、自動精算機または料金支払窓口においてお支払いください。お支払い後に、**薬引換券と予約票を兼ねる**「**納入通知書兼領収書**」と診療明細書をお受け取りください。

投 薬	薬引換券の番号が表示板（薬引換券用）に表示されましたら、納入通知書と一緒になっている「**薬引換券**」を切り取り、窓口にお出しください。引換に薬をお渡しします。 ※院外処方箋をご希望の方は、診察室でお申し出ください。

※なお、**次回の診察予約**は、診察室等でコンピュータ端末を利用して予約をお取りしています。予約内容は、料金支払い時に発行される納入通知書兼領収書と一緒になった「**予約票**」に印字してお知らせします。

外来診療の流れ②　再診の方

受 付

予約なしの方

1. 診療してもらいたい診療科の窓口に行き、「**診療券**」を提出してください。
2. 「**外来パスポート**」をお渡しします。
3. 「**外来パスポート**」を持って診療科の外待合でお待ちください。

予約ありの方

1. 再来受付機の診療券投入口に「**診療券**」を入れてください。
2. 出力される「**外来パスポート**」を受け取り、外待合でお待ちください。
※ 再来受付機は、午前7時50分から受付開始いたします。設置場所は南玄関入口ロビー前と、1病棟1階料金計算窓口北側と、2階エスカレーター東側および西側です。

以下の流れは、「外来診療の流れ①」と同様です。

患者さんのお呼び出し → 診察室 → 検査等受付 → 会計 → 投薬

研修カリキュラム 詳しくはホームページをご覧ください

初期臨床研修プログラム（例）

当院の初期臨床研修で必ず研修する内容・期間は以下の通りです。

内科系※1	4週×6	麻酔科	各6週	脳神経外科	各2週	形成外科	各1週	眼科	各1週	地域医療（院外）	4週
外科	8週	小児科		胸部外科		皮膚科		頭頚部・耳鼻咽喉科		精神科（院外）	2週
救命救急センター	8週以上	産婦人科	4週	整形外科		泌尿器科		通院治療センター	2週〜3週	休暇	1週×2

※1　内科系（神経内科、消化器内科、呼吸器内科、循環器内科、血液内科、糖尿病・腎臓内科）
・入職時にローテーション表を提示し、そこから選択していただきます。2年目は、可能な限り希望に添えるように各科との重なりを考慮しつつ作成します。
・選択期間は14〜21週になります。

大垣市民病院　プログラムの特徴

スーパーローテーション研修を特色としています。
各診療科の検討会、研究会や医学会にも参加するほか、臨床病理検討会（CPC）では症例の提示・発表を行います。
1年次には、春季特別講座として、各診療科の救急におけるプライマリ・ケアの実習および講義を行い、超音波研修、CT・US検査実習などを行います。
救命救急センターの当直で経験した特徴的な症例を、毎月開催される救急症例検討会で発表し、知識・対応方法の共有化を図ります。

研修医出身大学（過去5年間）

札幌医科大学／秋田大学／山形大学／筑波大学／慶応義塾大学／東京大学／横浜国立大学／金沢医科大学／岐阜大学／愛知医科大学／藤田医科大学／名古屋大学／名古屋市立大学／三重大学／京都大学／京都府立医科大学／神戸大学／岡山大学／島根大学／愛媛大学／大分大学／九州大学／長崎大学／鹿児島大学

当院での専門研修（3年目〜）

基幹施設　内科　外科　麻酔科

連携施設　整形外科　耳鼻咽喉科　病理　脳神経外科　皮膚科　産婦人科
泌尿器科　眼科　精神科　小児科　形成外科　放射線科
救急

初期臨床研修

早くから相当数の症例を経験。メリハリのある働きやすさも特徴

初期臨床研修医 **尾﨑 航太郎**
出　　身：長野県
出身高校：松本深志高等学校
出身大学：名古屋大学

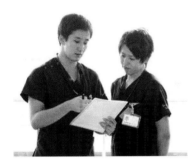

症例数が圧倒的に多く、救急医療にも熱い病院

将来は外科志望で、出身大学の関連病院のなかで最も外科に強い病院であることと、症例数が多く、救急にも熱い病院ということで研修先に選びました。同期は18人ですが、症例の取り合いはなく、むしろ症例数はあり余るほど多いです。最初から執刀を任されることもあるなど、早い段階から相当数の経験をさせてもらっています。

1日の流れ(外科)	
7:00	出勤
7:30	カンファ
8:30	手術室内の準備
9:00	手術、外来、回診
12:00	昼食
13:00	手術
17:00	デスクワーク
19:00	帰宅

初期臨床研修プログラム(1年目)

4月	5月	6月	7月	8月	9月	10月	11月	12月	1月	2月	3月
小児科		血液内科		外科		神経内科	消化器内科	呼吸器内科	救急科		麻酔

第2小児科 ／　　　└ 脳神経外科　　　　　　　　　└ 糖尿病・腎臓内科　　　　　　休暇 ／　└ 泌尿器科

専門研修

豊富な症例を主体的に経験。自信と実力がつく研修生活も魅力

専攻医 **中尾 優里**
出　　身：岐阜県
出身高校：大垣北高等学校
出身大学：京都大学

若手のうちから、主体的に経験できる環境

大垣市民病院での初期研修後は、名古屋大学の産婦人科に入局しました。プログラム開始時は大学病院にて半年間勤務し、その後大垣市民病院に戻っての研修です。大垣市民病院は若手のうちから主体的に任されることが多く、バイタリティーに溢れたとても優秀な同期や上級医のいる環境が魅力的です。その分責任もありますが、わからないことは聞きつつ、切磋琢磨しながら、他病院より一歩抜きん出る実力のある医師に成長することができます。

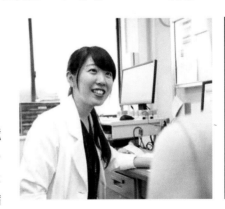

1日の流れ(産婦人科)	
8:00	出勤、病棟回診
8:30	外来
12:00	昼食
13:00	手術
16:30	症例カンファ
18:00	病棟、デスクワーク
19:30	帰宅

専門研修プログラム

4月〜9月(6か月)	10月〜9月(24か月)	10月〜3月(6か月)
名古屋大学医学部附属病院(ICU研修含む)	大垣市民病院	未定

交通アクセス

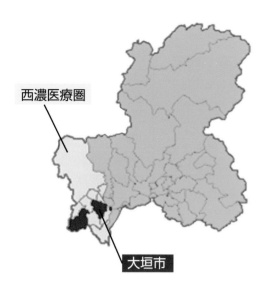

西濃医療圏

大垣市

●市民病院ゆきのバス乗り場は、大垣駅南口の2番、
　3番乗り場です。

2番	海津線（横曽根橋（笠郷）・高須ゆき）、 輪之内線（輪之内文化会館ゆき） 羽島・ソフトピア線（岐阜羽島駅ゆき）、 岐垣線（岐阜聖徳学園大学ゆき）
3番	赤坂市民病院線・黒野線（総合庁舎ゆき）、 荒尾線（市民会館ゆき）

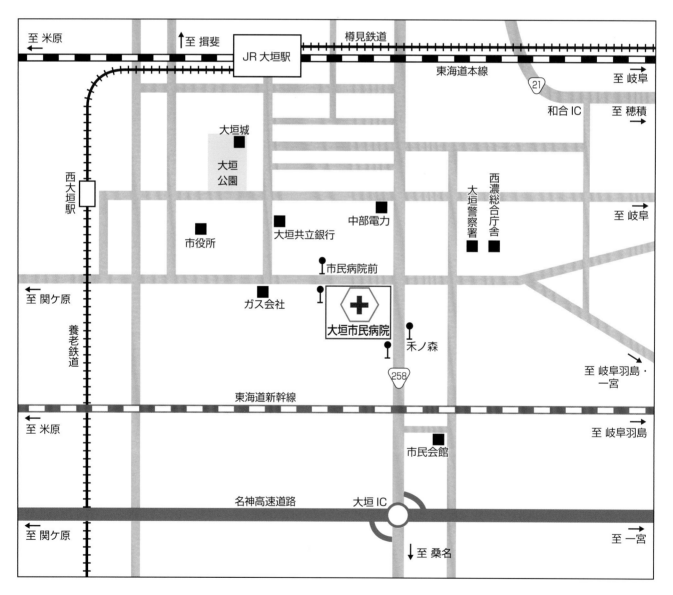

索引

症状、検査・診断方法、疾患名、治療方法やケアなどにかかわる語句を掲載しています
（読者の皆さんに役立つと思われる箇所に限定しています）。

大垣市民病院

〒 503-8502 岐阜県大垣市南頬町 4 丁目 86 番地　TEL：0584-81-3341
https://www.ogaki-mh.jp/

■表紙モデル／初期臨床研修医の皆さん

■表紙撮影／宮崎 洋（STUDIO3839）
■表紙ヘアメイク・メイク／川口 寛　片桐里奈（Rohange hair Creo）
■装幀／スタジオ ギブ
■本文DTP／岡本祥敬（アルバデザイン）
■図版／岡本善弘（アルフォンス）
■本文イラスト／久保咲央里（デザインオフィス仔ざる貯金）
■編集協力／藤井由美　竹島規子
■編集／西元俊典　本永鈴枝　橋口 環

優れた診療実績で医療界を牽引！

大垣市民病院 強さの秘訣

2020 年 1 月 31 日　初版第 1 刷発行

編　著／大垣市民病院
発行者／出塚太郎
発行所／株式会社 バリューメディカル
　　　　東京都港区芝 4-3-5 ファースト岡田ビル 5 階　〒 108-0014
　　　　TEL　03-5441-7450
　　　　FAX　03-5441-7717
発売元／有限会社 南々社
　　　　広島市東区山根町 27-2　〒 732-0048
　　　　TEL　082-261-8243

印刷製本所／大日本印刷株式会社
＊定価はカバーに表示してあります。